Josef Giger-Bütler

Was ist Depression wirklich?

Plädoyer für ein neues Verständnis

Patmos Verlag

VERLAGSGRUPPE PATMOS

PATMOS
ESCHBACH
GRÜNEWALD
THORBECKE
SCHWABEN
VER SACRUM

Die Verlagsgruppe
mit Sinn für das Leben

MIX
Papier | Fördert gute Waldnutzung
FSC® C083411

Klimaneutral
Druckprodukt
ClimatePartner.com/14549-2003-1001

Die Verlagsgruppe Patmos ist sich ihrer Verantwortung gegenüber unserer Umwelt bewusst. Wir folgen dem Prinzip der Nachhaltigkeit und streben den Einklang von wirtschaftlicher Entwicklung, sozialer Sicherheit und Erhaltung unserer natürlichen Lebensgrundlagen an. Näheres zur Nachhaltigkeitsstrategie der Verlagsgruppe Patmos auf unserer Website www.verlagsgruppe-patmos.de/nachhaltig-gut-leben

Bibliografische Information der Deutschen Nationalbibliothek
Die Deutsche Nationalbibliothek verzeichnet diese Publikation in der Deutschen Nationalbibliografie; detaillierte bibliografische Daten sind im Internet über http://dnb.d-nb.de abrufbar.

2. Auflage 2024

Verlagsgruppe Patmos in der Schwabenverlag AG, Ostfildern
www.verlagsgruppe-patmos.de

Umschlaggestaltung: Finken & Bumiller, Stuttgart
Umschlagabbildung: mymind/unsplash.com
Gestaltung, Satz und Repro: Schwabenverlag AG, Ostfildern
Druck: CPI books GmbH, Leck
Hergestellt in Deutschland
ISBN 978-3-8436-1374-3

Inhalt

Einleitung

Depressive Menschen haben es schwer. Sie leiden, und meist leiden sie, ohne zu wissen, weshalb. Sie wissen nicht, weshalb sie sich nicht gut fühlen, weshalb sie sich so wenig zumuten und immer das Gefühl haben, nicht zu genügen. Sie verstehen nicht, weshalb sie sich immer klein vorkommen und kleinmachen und warum sie alles tun, um keinen Ärger oder Widerstand zu wecken. Sie fühlen sich nicht wohl in ihrer Haut, haben Mühe, sich anzunehmen – und das trotz aller Bestätigungen, die sie tagtäglich erhalten. Denn sie werden geschätzt von ihren Vorgesetzten und angenommen von ihren Kollegen und Kolleginnen. Man hat sie gern, weil sie sich nicht aufdrängen und man sich auf sie verlassen kann. So fühlen sich Abertausende von Menschen. Eigentlich stimmt alles, und doch geht es ihnen nicht gut.

Dass sie an sich zu zweifeln beginnen und sich immer mehr zurückziehen, kann man gut nachvollziehen. Weil sie so unaufdringlich und diskret leben, wenig bis nichts von ihren inneren Kämpfen und Leiden nach außen tragen und wie alle anderen ihren gewohnten Alltag leben, fallen sie nicht auf. Es gibt kaum jemanden, der in ihnen einen depressiven Menschen sehen würde, und ihnen selbst käme es nie in den Sinn, sich als depressiv zu bezeichnen.

Doch wer über Jahre so lebt, ermüdet immer mehr. Es zeigt sich, dass sich ein Mensch, der so lebt, überfordert. Permanente Überforderung stresst, erschöpft und wird auch für andere Menschen zunehmend sichtbar. Dann erst wird *offensichtlich*, dass es diesen Menschen nicht gut geht, dass sie leiden.

Depressive Menschen leben und handeln nach Mustern, die sie in ihrer Kindheit gelernt haben und die ihrem Leben immer stärker den Stempel aufdrücken. Was ich in diesem Buch auf diese Weise beschreibe, ist die Entwicklung einer Depression. Sie sollte im Vordergrund stehen, wenn man davon spricht. Dem aber ist nicht so, und das ist der Grund, weshalb viele Menschen sich im heutigen gesellschaftlich etablierten Bild der Depression nicht wiederfinden können. Ein depressiver Mensch formulierte daher so treffend: »Meine Depression ist nicht eure Depression.« Heute gelten ausschließlich die Menschen als depressiv, die Träger jener Symptome sind, wie sie die gängigen psychiatrischen Klassifikationssysteme, zum Beispiel das führende ICD-10 der Weltgesundheitsorganisation WHO, beschreiben.

Im Folgenden möchte ich aufzeigen, dass die bisherige Diagnosestellung, die auf diesem Symptomkatalog beruht – so plausibel und umfassend sie zu sein scheint –, vielen Menschen Unrecht und Leid zufügt. Eine nicht unerhebliche Anzahl von Betroffenen gilt als depressiv, die es gar nicht ist. Normale Reaktionen auf unterschiedliches Erleben werden damit pathologisiert. Ich bin überzeugt, dass erst eine neue Depressionstheorie, das heißt, eine Erweiterung der bisherigen Symptomsystematik, ein anderes Verständnis der Depression zu schaffen vermag. Darin soll besonders der große Kreis all derjenigen Depressiven enthalten sein, die leiden, ohne zu wissen, weshalb, aber in jedem Fall ein schwieriges Leben führen. Ohne die notwendigen Ergänzungen greift die medizinische Depressionsdiagnose zu kurz und vermittelt ein zu eingegrenztes, zu negatives und zu statisches Bild dieses Phänomens.

All das, was ihr heute noch an Negativem anhaftet und depressive Menschen stigmatisiert, kann meiner Meinung nach nur durch das Schaffen eines neuen Depressionsverständnisses und folglich einer anderen Diagnosestellung verändert werden. Was nichts anderes heißt, als dass die Medizin Schritte in Richtung einer Neufassung ihrer Diagnose der Depression unternehmen muss, indem sie die Diagnosestellung um die Aspekte der Entstehung und des Verlaufs ergänzt und von einer pauschalen Pathologisierung absieht. Es ist nicht richtig, dass depressive Menschen die Folgen einer falschen und ungenügenden Depressionsdiagnostik tragen müssen.

Das in diesem Buch vorgestellte Bild der Depression wäre in vielerlei Hinsicht eine sinnvolle Ergänzung. Es ermöglicht, Depressiven zu einer anderen Stellung in der Gesellschaft zu verhelfen. Ich sehe meine Theorie als eine mögliche Neuformulierung der Depression und als Weg, Betroffene besser zu verstehen. Zudem hilft es dabei, aufzuzeigen, wie sie zu jenen geworden sind, die sie heute sind. Mein Depressionsverständnis erweitert und vertieft die Systematik psychiatrischer Klassifikationssysteme wie das des ICD-10.

Vor zwanzig Jahren habe ich in einem ersten Buch meine Sichtweise vorgestellt. Sie ist aus der praktischen Arbeit mit depressiven Menschen entstanden. Nach über 45 Jahren therapeutischer Tätigkeit mit einer großen Anzahl von Patienten, die direkt nach einem Klinikaufenthalt zur Therapie kamen, und anderen, die mit ihrem Leben und ihren Zuständen endlich anders umgehen wollten, ist es mir heute möglich, eine umfassend neu konzipierte Darstellung der Depression vorzulegen, ohne irgendjemanden dabei auszuklammern oder zu übersehen.

Die Depression in ihrer Breite genau zu erfassen, ohne sie zu pathologisieren, ist mir ein großes Anliegen. Das so neu entstandene Bild ermöglicht eine klare Abgrenzung der Depression von emotional belastenden Zuständen – ich fasse sie der Einfachheit halber unter dem Kürzel EBZ zusammen –, die sich im Normalbereich abspielen, und Zuständen, die eindeutig Krankheitswert besitzen.

Es bedarf einer neuen Theorie, die aufzeigt, dass der größte Teil der sichtbaren depressiven Zustände Resultat einer zunächst nachvollziehbaren und normalen Entwicklung ist und erst durch ein Zuviel an Stress und Erschöpfung in den Zustand und Status einer Krankheit gelangt. Dass ein Zuviel aus einem normalen Zustand einen Krankheitszustand schaffen kann, ist nichts Ungewöhnliches. Das ist so in jedem Bereich des Lebens zu beobachten. Eine solche Betrachtungsweise nimmt der

Depression das Geheimnisvolle, Bedrohliche und Angstmachende und ermöglicht eine Sichtweise, die dem depressiven Menschen gerecht wird und einen unverstellten Zugang zum Phänomen der Depression erlaubt.

Eine Depression kann nicht pauschal als Krankheit betrachtet werden. Erst in der Endform ihrer Entwicklung über eine lange Zeitspanne wird sie zu einem pathologischen Zustand, jedoch auch nicht bei jeder oder jedem.
Depressive Muster – geformt in der Kindheit – überfordern Betroffene, und erst aufgrund dieser Überforderung und Erschöpfung verwandelt sich die bis dahin unsichtbare/latente Depression in eine sichtbare/manifeste Form. Erst in dieser Phase darf man von der Depression als einer Krankheit sprechen.

Das ist mein Verständnis der Depression, entstanden im Lauf meiner jahrzehntelangen Praxistätigkeit. Aus dieser Perspektive heraus lassen sich meine Gedanken zur Depressionsdiagnose und zum Depressionsverständnis verstehen und einordnen. Ausführlich beschreiben werde ich diese ab dem dritten Kapitel des Buches.

Mit einer eindeutigen Terminologie und einem differenzierten Gebrauch des Krankheitsbegriffes können viele Menschen geschützt werden, indem die, die auf belastende Umstände normal und gesund reagieren, nicht von heute auf morgen zu psychisch kranken Menschen erklärt werden. Mit dem Begriff »Depression« sollte also vorsichtig umgegangen werden, um Menschen nicht zu schnell abzustempeln. Auch verhindert man so einen heute üblichen, willkürlichen und inflationären Gebrauch des Begriffs.

Um das Verständnis psychischer Erkrankungen wird in unserer Zeit vielfach geworben, und dennoch bleiben die verletzenden Aussagen depressiven Menschen gegenüber weiterhin aktuell. Verändern kann sich das nur, wenn aufgrund einer anderen, neuen und umfassenden Betrachtung der Depression ein anderes Bild dieses Phänomens zustande kommt und von der Medizin auch so kommuniziert wird. Wichtig wird in Zukunft sein, dass Ärzt:innen, Psychiater:innen und Psycholog:innen im Umgang mit ihren Patient:innen und Klient:innen von diesem neuen Verständnis ausgehen und es in die Gesellschaft hinaustragen. Dabei kommt es besonders auf die medizinische und psychiatrische Herangehensweise an. Genau daran liegt es zuallererst, dass sich das Leben depressiver Menschen in Richtung von mehr Akzeptanz und Respekt verändern kann. Ärzt:innen, Psychiater:innen und Psycholog:innen haben es auch in der Hand, die Gesundheitskosten zu senken, indem mit einer adäquaten Depressionsdiagnose weniger Menschen krankgeschrieben werden und, last but not least, weniger Antidepressiva verabreicht werden. Die Erweiterung der bisherigen Depressionsdiagnose ermöglicht ein reales und umfassendes Verständnis der Depression und hilft damit auch depressiven Menschen zu einem größeren Selbstverständnis. Dann herrscht nicht mehr Sprachlosigkeit, dann ist die Depression kein Tabuthema mehr und die Gesellschaft wird menschlicher. Es geht nicht um ein Ausspielen, sondern um ein Ergänzen der bisherigen Depressionstheorie und damit um ein besseres Leben für Betroffene. Mein Depressionsverständnis wäre eine mögliche Ergänzung und könnte auf eine nachvollziehbare und brauchbare Weise die bestehenden Lücken füllen. Zusammengenommen würde daraus ein ganzheitliches und umfassendes Depressionsverständnis entstehen.

Zusammengefasst geht es in diesem Buch um drei Schwerpunkte:

1. Das Aufzeigen der verheerenden Folgen der medizinischen Depressionsdiagnostik für Betroffene, auch als Begründung für die notwendige Schaffung eines neuen Depressionsverständnisses.

2. Die Formulierung einer Theorie der Depression, die die depressiven Zustände in all ihren Formen und Stadien erfasst und gegen nichtdepressive abgrenzt.

3. Die Schaffung eines umfassenden Verständnisses der depressiven Persönlichkeit, das depressiven Menschen gerecht wird und ihnen so zu mehr Akzeptanz in der Gesellschaft verhilft.

Für Aussagen wie »Meine Depression ist nicht eure Depression« darf es künftig keinen Platz mehr geben. Es darf nicht sein, dass nur die sichtbare und extreme Form wahrgenommen und sie allein als die Depression schlechthin bezeichnet wird.

I. Das traditionelle Bild der Depression

Leben am Rand der Gesellschaft

Wenn in einer Gesellschaft Werte wie Leistung, Aussehen, Jugendlichkeit und Sportlichkeit besonders geschätzt und bewundert werden, dann geraten Menschen, die in diesen Kategorien nicht besonders brillieren, schnell ins Abseits. Solche Werte sind nicht einfach nur »nice to have«, nein, es sind absolute Werte, denen man nachkommen muss, wenn man jemand sein und dazugehören will. Es sind *die* Kriterien, nach denen Menschen heutzutage beurteilt werden, sei es im Beruflichen oder im Privaten. Etwas darstellen, sich zeigen und sich profilieren zu können, das ist gefragt. Wer diesen Maßstäben nicht genügt, hat oft wenig zu sagen, hat keine Bedeutung und findet keine Beachtung, wird übersehen oder sogar ausgegrenzt. Das mag zugespitzt klingen, aber viele, die diesen Anforderungen nicht genügen, empfinden es so. Wer geschätzt, im Beruf gefördert oder sonst wie besonders beachtet wird, ist in der Regel nicht der stille und bescheiden auftretende Mensch. Den gibt es und den braucht man, aber damit hat es sich.

Auch Menschen, die als depressiv gelten, passen nicht in dieses Bild und werden daher häufig an den Rand gedrängt. So möchte man nicht sein, zu dieser Gruppe möchte man nicht gehören. Und mit solchen Menschen möchte man wenig zu tun haben. Sie ängstigen einen, lösen Mitleid aus, und mit solchen Gefühlen lässt sich schwer umgehen. Wenn man dann noch hört, dass diese Menschen psychisch krank sind, dass sie gefährdet sind, Suizid zu begehen, oder sogar andere gefährden können, meidet man sie erst recht. Auch spielt die Sorge mit, man könne einmal so werden wie sie – oder es schon sein! Also geht man ihnen lieber aus dem Weg. Auf diese Weise aber erfährt man nicht, wer die Betroffenen wirklich sind, wie sie denken und fühlen, und bleibt bei den Bildern, die einem in den Medien präsentiert werden und die man sich selbst weiter ausmalt.

Das Ideal vom starken, gesunden und glücklichen Menschen

Der heutige Mensch hat zufrieden, glücklich und möglichst immer gut drauf zu sein, alles andere wertet man als Ausdruck von Schwäche und Versagen. Ausgerechnet in unseren Zeiten, in denen die Verunsicherung, der Druck und die Sorgen der Menschen immer weiter zuzunehmen scheinen, gilt jede Reaktion, die nicht bejahend oder sogar euphorisch ist, sondern geprägt von Angst vor der Zukunft, als Schwarzmalerei oder wird eben auch als »depressiv« gewertet und etikettiert. Dabei gibt es viele Menschen, die die Angst plagt, mit allem, was auf sie zukommt, nicht fertig zu werden – Angst vor Jobverlust, Angst vor Krankheit, Angst vor Geldsorgen, vor Krieg und Gewalt. Und wenn alle diejenigen, die so denken oder die Tranquilizer, Antidepressiva und Schlafmittel gegen dieses Gefühl nehmen, um den Alltag und das Leben bewältigen zu können, als depressiv gelten, dann sind nur noch Kinder, Narren und Naive nicht depressiv.

Wenn gesagt wird, wie wichtig es sei, dass depressive Menschen zu ihrer Depression stehen, sich zu ihr bekennen, dann äußert man das oft vor diesem Hintergrund. In den Medien wie im privaten Bereich wird häufig davon gesprochen, dass sich Depressive wie andere »Abweichende« auch, outen sollten und dass nur so ein Meinungs- und Gesinnungswandel in der Gesellschaft stattfinden könne. Aber wie kann der oder die Depressive annehmen, dass man das Heraustreten aus dem Schweigen als ersten Schritt zur Heilung und auch notwendig für eine Meinungsbildung der Bevölkerung betrachtet? Eher wird neuer Druck erzeugt. Die Gefahr ist immer, dass es wiederum als Schwäche angesehen wird, wenn man sich offenbart und zeigt, denn cool zu sein bedeutet, sein Innerstes gerade *nicht* zu zeigen, sondern sich sicher, souverän und allem gewachsen zu geben. Es sind doch die »Psychos«, die »Weicheier«, die sich schwach und unbeholfen zeigen. Nicht die »Winner«, sondern die »Loser« geben sich verletzbar, die, die nichts zu verlieren haben, weil sie sowieso nichts haben. Die aber muss man nicht ernst nehmen. Die heutige Zeit und die Gesellschaft verlangen nach toughen Menschen, die nicht so schwach sind, wie es Depressive angeblich sind. Mit der Aufforderung, dass die Depressiven zu sich stehen und über ihre »Krankheit« reden müssten, damit sich in der Gesellschaft etwas verändert und man mehr über die Depression erfährt, wird der »Schwarze Peter« den Depressiven zugeschoben.

Sich zu outen heißt heute immer noch, sich in einer Gesellschaft von Menschen verletzlich und angreifbar zu machen, die selbst genau das nicht tun, die lieber eine Rolle spielen und sich und anderen oft etwas vormachen. Schein ist wichtiger als Sein. Die anderen müssten also genauso beginnen, sich zu öffnen, sich nicht mehr zu verstecken, sondern sich ehrlich und offen so zu geben, wie sie sind. Dann erst stimmt es. Aber davon sind wir noch weit entfernt. So schildert etwa Andreas Biermann, ehemaliger Fussballprofi des FC St. Pauli, in seinem Buch »Rote Karte Depression«, dass er bereut, öffentlich über seine Depression gesprochen zu haben. Er hat die Unterstützung, dic er sich erhofft hatte, nicht gefunden, wohl aber seinen Job verloren.

Zu solcherart von abwertenden und abschätzigen Vorurteilen gegenüber depressiven Menschen gehört auch, dass sie zu sensibel und dem Leben nicht gewachsen seien, sich gerne der Verantwortung entzögen und immer nur erwarteten, verstanden zu werden. Und dass sie darüber hinaus der Gesellschaft, oft unbegründet, nur Kosten verursachen. Die Zahl der depressiven Menschen, deren Depression öffentlich wurde und die in der Folge keinen Job mehr fanden oder keinen solchen, der ihren Qualifikationen entsprochen hätte, ist groß. Die klar formulierte oder nur angedeutete Begründung lautet jeweils, dass sie psychisch nicht berechenbar seien und für die Aufrechterhaltung des Betriebs ein Risiko darstellten. Man traut ihnen nicht und weiß nicht so genau, ob und wie sehr man überhaupt auf sie zählen kann. In den Bildern, die in den Köpfen vieler Menschen herumgeistern, hat die Depression viel mit Charakterschwäche und fehlender Verlässlichkeit zu tun. Dann heißt es etwa, dass Depressive Menschen sind, denen es an Willen und Durchhaltevermögen mangelt, dass sie zu wenig hart mit sich umgehen, nicht »tough« genug sind und sich nicht zusammennehmen können, sich selbst bemitleiden und jammern, statt etwas dagegen zu tun.

Man darf nicht schwach sein, das kann man sich nicht leisten, krank zu sein sowieso nicht, und auch als älterer Mensch hat man fit, belastbar und ewig jung zu sein. Schwächen werden nicht geduldet. Ich weiß, das klingt plakativ. Aber es tut weh, wenn man in den Medien ständig davon liest, dass es nur vom Einzelnen abhängt, wie rüstig und gesund er oder sie auch noch als älterer Mensch sein kann, wenn man das nur will. Und das nicht nur, weil die Fitness der Älteren für die Wirtschaft und Rentenkasse eine immer bedeutendere Rolle spielt, sondern weil genau dies dem Idealbild der heutigen Gesellschaft entspricht.

Geschwächt, krank oder alt sollte man eher nicht sein. Noch nie war der Absatz an Anti-Aging-Produkten so groß. Auch der Verkauf an potenzsteigernden oder anderen »glücklich machenden« Produkten boomt wie noch nie. Dahinter verbirgt sich nicht nur der Wunsch, dem eigenen Alter etwas entgegenzusetzen, sondern auch die Not, auf einen Druck zu reagieren, der allgegenwärtig ist. Und genau deshalb ist es auch nachvollziehbar, dass man nicht so werden will wie »die Depressiven«.

Dabei wäre eine Gesellschaft so wichtig, in der die Menschen verlässlich und verbindlich miteinander umgehen. Denn dort, wo Beständigkeit, Menschlichkeit und Toleranz wichtige Eckpfeiler sind, ließe sich gut leben. Eine solche Gesellschaft vermittelte den Menschen Vertrauen und Respekt, es ginge um sie und um ihr Wohl und nicht um Macht, Prestige und Privilegien. In einer solchen Gesellschaft hätten auch die, die sich depressiv und traurig fühlen, etwas zu sagen, wäre ihr Wort etwas wert, man wollte es hören und ernst nehmen. Niemand »Schwaches« würde an den Rand gedrängt, gedemütigt und gemieden. Ein anderes Verständnis von Depression wäre ein erster Schritt hin zu einer solchen Gesellschaft.

Nicht alles ist eine Depression

Nicht jeder Husten ist Ausdruck einer Lungenentzündung und nicht jedes Jucken ist Ausdruck einer Krebserkrankung. Aber so undifferenziert und fahrlässig wird heute vielfach mit dem Begriff »Depression« umgegangen. Zudem sind wir Menschen keine automatisch vor sich hinlaufenden Maschinen. Wir kennen Stimmungsschwankungen und können leiden und trauern, sind mal gut drauf und dann auch wieder nicht, fühlen uns alt und überfordert und dann wiederum könnten wir Bäume ausreißen. Es gibt Tage, da fühlen wir uns traurig, ohne sagen zu können, weshalb, wir spüren einfach, heute ist nicht unser Tag. Auch Zweifel, Ängste und Unsicherheiten gehören zu unserem Leben. All das hat mit Depression nichts zu tun. Sich unglücklich und traurig zu fühlen und enttäuscht zu sein sind Grundbefindlichkeiten und können in ihrer Ausprägung das Leben der betreffenden Menschen maßgebend beeinflussen. Häufig wird eingeräumt, dass viele der sogenannten depressiven Symptome wie Niedergeschlagenheit, Ängste, Verlust freudigen Empfindens, Antriebslosigkeit oder Interesseverlust normale Gefühlszustände seien, die alle Menschen kennen, solange nicht eine bestimmte Dauer oder Intensität überschritten werde. Aber wo wäre die Grenze hin zur Depression? Wer traurig ist, ist es vielleicht auch noch zwei Wochen oder zwei Monate später. Dann von einer Depression zu sprechen, wäre falsch und willkürlich. Eine lange Trauer bleibt eine lange Trauer und ist mit einer Depression nicht automatisch gleichzusetzen.

Hier aber hat sich ein Trend etabliert, der in die falsche Richtung geht: Für jegliche negativ anmutenden Gefühlszustände wird ein neuer Begriff oder eine neue Krankheit gefunden, und alles, was nur ein bisschen speziell ist oder aus dem gängigen Rahmen fällt, wird infrage gestellt, relativiert, entwertet oder sogar als »krank« bezeichnet. Toleranz, Respekt und Wohlwollen gegenüber denen, die »anders« sind, werden immer mehr zu Fremdwörtern. Obwohl so viel von Freiheit und Selbstbestimmung gesprochen wird, wird das Denken immer gleichgeschalteter und werden die Menschen immer mehr uniformen Haltungen und Bewertungen unterworfen. Zahlreiche Gefühlszustände werden heute der Depression zugeschrieben, was dazu führt, dass es scheinbar immer mehr Depressive gibt und die Depression zu einer Art Volkskrankheit geworden ist.

Alles, was nicht der Norm entspricht, wird pathologisiert, medikamentiert und therapiert. So werden immer mehr Menschen zu Frührentnern gemacht. Von Depressiven wird auch heute noch ein Bild gezeichnet, das sie auf die Depression reduziert und sie als »anders« beschreibt, als Menschen, die sich schwertun mit ihrem Leben bis hin zu der Behauptung, dass sie dem Leben nicht gewachsen seien. Ein auf diese Weise verzerrtes Verständnis der Depression trägt dazu bei, dass sich Vorurteile und Einstellungen der Gesellschaft den Betroffenen gegenüber verhärten.

Zuschreibungen, »depressiv« zu sein, äußern sich in unterschiedlichen Zusammenhängen:
»Menschen, die am Tag nichts zustande bringen, sind häufig depressiv.«
»Chronisch Kranke werden oft depressiv.«
»Betagte Menschen werden depressiv.«
»Suizid ist eine Lebensäußerung der Depressiven.«

»Corona macht depressiv.«
»Wem es nicht gut geht, wer den Blues hat, ist oder wird schneller depressiv.«
»Wer einsam ist, wird auf Dauer depressiv.«
»Wer ständig krank ist, ist depressiv.«
»Wer zu oft traurig ist, ist depressiv.«

Mit diesen Zuschreibungen versucht man das, was nicht gut, perfekt oder großartig ist, aus dem Leben zu verbannen. Eigentlich will man gar nichts davon hören und sehen. Daher ist es praktisch, wenn man einen so geläufigen und mittlerweile auch abgedroschenen Begriff parat hat. Denn das Wort »depressiv« kommt zunächst ganz unauffällig und neutral daher, hat auf den ersten Blick keinen negativen Beigeschmack und klingt auch nicht so grausam. Es ist farb- und geschmacklos, tut nicht weh und wehrt sich nicht, wenn man es anwendet – im Unterschied zur Diagnose »Depression«.

Solcherart inflationärer Gebrauch des Begriffes »depressiv« ist praktisch, kommt einem leicht über die Lippen und ersetzt eine differenzierte Ausdrucksweise. Dass er die Wirklichkeit unvollständig und falsch abbildet, aber auch eine Verarmung der Sprache darstellt, spielt keine Rolle. Depressiv zu sein wird kurzerhand gleichgesetzt damit, dass es jemandem schlecht geht, dass er oder sie müde, abgekämpft, schlecht drauf ist, keine Energie und keine Freude hat, immer weinen könnte, traurig ist und deprimiert. Dass es diesen Menschen psychisch schlecht geht, sieht man ihnen schließlich an und ist doch allen klar. Und es ist praktisch, wenn man mit einem Wort all das ausdrücken kann, wofür es sonst ganze Sätze und differenzierte Umschreibungen braucht. Viele geben sich damit zufrieden. Dem »Depressiven« muss man dann gar nicht mehr richtig zuhören, wenn er davon spricht, wie es ihm geht. Schließlich weiß man doch, was eine Depression ist. Das läuft so nicht nur zwischen dem angeblich Depressiven und seinen Angehörigen, Freunden und Bekannten so ab, auch im

Sprechzimmer eines Arztes oder einer Ärztin geht es häufig nicht anders zu.

Wer von sich sagt, er sei depressiv, offenbart damit scheinbar viel über sich, versteckt sich aber gleichzeitig und lässt die anderen im Unklaren, wie es ihm tatsächlich geht. Man muss sich nicht anstrengen, genau zu sein. Man versteckt sich nicht, sagt aber trotzdem nichts über sich selbst. Man erspart sich, mehr von sich sagen zu müssen und anderen wirklich Einblick in sein Innerstes zu geben. Daraus ergeben sich dann Kommunikationsabläufe wie etwa folgende: »Ich bin depressiv.« »Ja, das kenne ich auch von mir, ich weiß, was du meinst, und ich weiß, wie es dir geht.« Das ist einfach, klar, prägnant. Alle verstehen es und jeder und jede ist sich sicher, wovon die Rede ist. Das ist bequem. Man muss sich nicht weiter bemühen, den depressiven Menschen zu verstehen und zu erfahren, was ihn beschäftigt, was mit ihm los ist. Man muss ihn auch nicht extra ansprechen und fragen. Fachleute würden vielleicht argumentieren: »Das mag schon sein, aber wo könnten die Gründe dafür liegen, dass sich jemand so fühlt?« Doch weshalb soll man es so verkomplizieren? Genauer braucht man es nicht zu verstehen, und so kann man sich schnell wieder »wichtigeren Dingen« zuwenden. Man hat als Gesprächspartner den Eindruck, den depressiven Menschen zu verstehen, und das genügt.

All das spielt wahrscheinlich eine Rolle dabei, dass sich so wenig tut im Verständnis der Depression. Man glaubt zu wissen, was los ist, und das reicht. Zu nahe will man diesen Menschen nicht kommen, sie tun einem nicht gut, und man weiß auch gar nicht, was man sagen und wie man sich verhalten soll. Ein Wort genügt, man kann sich etwas darunter vorstellen, und wenn es so häufig gebraucht wird, muss es ja richtig sein. Betroffene wehren sich ja auch nicht, so bezeichnet zu werden. Man gibt sich so einen Touch von Kompetenz und Verständnis. Man wiegt sich in Sicherheit, die Depression und den depressiven Menschen verstanden zu haben. Doch es ist ein Scheinverständnis und es ist verheerend, weil es das wirkliche Verstehen und das Verständnis für den depressiven Menschen erschwert oder gar verunmöglicht.

Der volkstümliche Gebrauch des Wortes ist resistenter als jede sachliche oder fachkundige Information. Alles bleibt beim Alten, nicht zuletzt auch deshalb, weil kaum mehr Neues über die Depression gesagt werden muss. Dafür bezahlen müssen die Betroffenen. Wie wollen sie von sich sprechen, wenn die anderen schon alles oder es sogar besser wissen? Etwas differenzierter, aber trotzdem ähnlich geht es in der Arztpraxis zu. Denn die Ärzt:in weiß schon nach wenigen Äußerungen des Patienten, der Patientin, dass es sich hier um eine Depression handeln muss. Er oder sie muss gar nicht mehr viel erzählen, und ein passendes Medikament wird schnell verschrieben.

Die Tendenz in unserer Gesellschaft, komplexe Prozesse zu vereinfachen und so zu einem schnellen Urteil zu kommen, führt zu Oberflächlichkeit, die den inflationären Gebrauch rechtfertigt. Jede und jeder hat ihre oder seine Erfahrungen mit Betroffenen, jeder kennt irgendjemanden, der depressiv ist. Man kann über die Depression miteinander sprechen und versteht sich. Was braucht es denn mehr? Doch im Grunde genommen dürfte das Wort »depressiv« in seinem alltagssprachlichen Gebrauch nicht mehr benutzt werden.

Wer unglücklich ist in der Liebe, unzufrieden im Beruf, wer über längere Zeit krank ist, wer leidet, ohne Aussicht auf eine Besserung oder ohne eindeutige Diagnose, steckt meistens in einem Teufelskreis immer wiederkehrender Probleme, ist gefangen, bedrückt und mag sich an nichts freuen. Alles ist ihm zu viel. Er oder sie hat keine Lust und kein Interesse, etwas zu unternehmen, unter Leute zu gehen, wird ihm oder ihr zum Gräuel. Aber sind diese Menschen wirklich alle depressiv? Genügt es, depressiv zu *erscheinen*, um depressiv zu sein?

Die gängige Zuschreibung, dass jemand depressiv ist und als solcher in die Ecke gestellt, übergangen oder ignoriert wird oder als komisch gilt, schafft viel Leid unter den Betroffenen, das nicht sein müsste. Zudem ist es Gift für ihr Selbstbewusstsein. Es wirkt sich auf das ganze Leben dieser Menschen aus. Nicht zuletzt betrifft dies vor allem betagte Menschen. Ihre Situation ist besonders schwierig. Häufig geht es ihnen gesundheitlich nicht gut, und Langweile und Leere nehmen einen immer größeren Platz in ihrem Leben ein. Aber das hat nichts damit zu tun, depressiv zu sein oder an einer Depression zu leiden, sondern beschreibt einen Zustand, den man nachvollziehen und als normal bezeichnen kann. Die Gefahr ist groß, dann mit Antidepressiva helfen zu wollen.

Verständnis für ein Leben, dem die Perspektive abhandengekommen ist, braucht hingegen viel Zeit und Geduld – auch für das Pflegepersonal und deren Aufgabe, diesen Menschen dabei zu helfen, neuen Lebensmut zu finden.

Verbitterung

Nicht alles, was wie eine Depression daherkommt, ist auch eine Depression. So sind ganz viele Menschen, die als depressiv gelten, eigentlich verbittert, verhärmt oder auch unzufrieden mit sich und ihrem Leben und lassen andere das spüren. Vielen gelten sie dennoch als »typisch depressiv«, verkörpern sie doch das, was heute gerne als depressive Symptomatik angesehen wird. Oft sind es Menschen, die immerzu andere für ihr Schicksal verantwortlich machen und sich selbst als Opfer sehen.

Verbitterung ist aber genauso wenig eine Depression wie Unzufriedenheit mit sich und dem Leben. Wer sich immer als Opfer von Umständen oder überhaupt der heutigen Zeit sieht, ist meist nicht depressiv. Aber es sind nicht zuletzt diese Zuschreibungen, die dazu beitragen, depressive Menschen negativ zu beurteilen, eben weil sie alles schwarzsehen, immer unzufrieden sind und einfach unfähig, glücklich zu sein. Dann werden sie zu denen gemacht, die sich selbst und ihren Mitmenschen derart das Leben vermiesen, dass man nicht gern mit ihnen zusammen ist. Sie verderben ein gemütliches Zusammensein, schaffen eine schlechte Stimmung und vergiften die Atmosphäre.

Verbitterung wird wohl am häufigsten mit Depression gleichgesetzt, was wesentlich dazu beiträgt, dass diese von vielen in einem schlechten Licht gesehen wird. Verbitterte Menschen sind aber zunächst einmal unglückliche und unzufriedene Menschen, denen man ihre Unzufriedenheit ansieht. Zudem strahlen sie etwas aus, das es schwierig macht, mit ihnen in Kontakt zu kommen. Meistens halten sie sich damit auf, was ihnen ihrer Meinung nach ihr Leben vermasselt hat. Genau das ist es, was ihr Leben und Denken über weite Strecken bestimmt. Sie sind in ihrem Denken und Trachten, ja in ihrem ganzen Leben fixiert und fokussiert auf das Fehlende, Mangelnde, auf das, was man ihnen vorenthalten, genommen oder abgesprochen hat oder womit sie scheinbar ungerechterweise bestraft wurden. Sie verharren in Kränkung, Wut und mutloser Erstarrung. Oft gehen sie anderen aus dem Weg und wirken unfreundlich bis menschenfeindlich, bissig, zynisch und verletzend. Ein Ereignis, das meist weit in der Vergangenheit liegt, wird von ihnen als Demütigung, Ungerechtigkeit und Kränkung empfunden und als Ursache für ihr unglückliches Leben gesehen.

Verbitterte Menschen können sich nicht freuen, können nicht genießen und zufrieden sein. Das Leben geht an ihnen vorbei. Es erscheint ihnen hart, schwer, ungerecht und falsch. Den anderen geht es gut, ihnen aber geht es schlecht, obwohl sie ihrer Meinung nach nichts dafürkönnen. Das ist ihre Grundeinstellung. Immer gehen sie davon aus, dass es anderen besser geht als ihnen selbst. Die haben Glück, mit ihnen meint es das Leben gut. Die haben gut lachen, die können zufrieden sein, denn die wissen nicht, wie hart und ungerecht das Leben sein kann.

Verbitterte Menschen haben es wirklich schwer. Sie leiden darunter – und doch hat ihr Leiden häufig etwas Demonstratives an sich: »Seht her, so schlecht geht es mir.« Da können sich andere noch so viel Mühe geben, sie aus der Isolation oder der

Unzufriedenheit herauslocken zu wollen. »Die meinen es vielleicht gut, aber es nützt nichts«, denken viele. Unterstützung und Hilfe verändert nichts an ihrer Einstellung: »Ungerechtigkeit bleibt Ungerechtigkeit. Und das Leben ist ungerecht und die Menschen sind es auch.« Deshalb auch diese Distanz zu anderen, die diese immer und immer wieder zu spüren bekommen.

Die allermeisten fürchten verbitterte Menschen. Sie spüren, dass sie ihnen nicht guttun. Mit ihnen zu sprechen, ist schwierig. Wenn man nicht gleicher Meinung ist, bringen sie sehr deutlich zum Ausdruck, dass man falschliegt und sie nicht versteht. Sie halten stur an ihrer Meinung fest und gehen keinen Millimeter von ihrer Ansicht ab. So holen sie sich zusätzlich die Bestätigung, dass andere sie sowieso nicht verstehen oder nicht verstehen wollen. Solche Menschen machen es anderen tatsächlich schwer, sie zu verstehen und zu mögen. Deshalb meidet man sie, will nichts mit ihnen zu tun haben.

Wenn man sich dann vor Augen führt, dass diese Menschen häufig als depressiv angesehen werden, fällt es nicht schwer zu verstehen, dass tatsächlich Betroffene Mühe haben, zu ihrer Depression zu stehen oder sich als depressiv zu outen. Wer möchte schon, dass man sich vor ihm fürchtet und nichts mit ihm zu tun haben will? Wer ist gern mit Menschen zusammen, bei denen man sich nicht verstanden fühlt und von ihnen in eine Ecke gedrängt wird, in die man nicht gehört? Vor diesem Hintergrund zufrieden mit oder gar stolz auf sich zu sein, muss schwerfallen. Sich in seinem depressiven Zustand anzunehmen, muss daher zum Problem werden. Das so zu sehen, kann helfen, depressive Menschen in ihrer Scheu und ihrer Vorsicht zu verstehen.

Burnout

Menschen mit einem Burnout werden heute geachtet, während depressive Menschen eher verachtet werden. Einem Burnout kann im Gegensatz zur Depression eine klare Ursache zugeordnet werden. Burnout wird sogar häufig als eine Art von Auszeichnung betrachtet. Auszeichnung dafür, wie sehr der Mensch sich eingesetzt hat für seinen Beruf, dass er alles zurückgestellt und auf Kosten seiner Gesundheit seine Aufgaben erfüllt hat. Es ehrt einen Menschen, wenn er an Burnout leidet. Das Bild depressiver Menschen ist in der Gesellschaft dagegen ein völlig anderes, eines, das wie ein Fluch auf ihnen lastet oder wie Pech und Schwefel an ihnen klebt. Sie können noch so Großes leisten, noch so vorbildlich in ihrer Arbeit und ihrem Fach sein, einen noch so großen Namen tragen, die Vorurteile bleiben in Stein gemeißelt – offen formuliert oder hinter vorgehaltener Hand. Fazit: Burnout-Patienten werden gefeiert und Depressive gefeuert.

Es ist nicht neu, dass Vorurteile eine längere Lebensdauer haben als die Wahrheit. Das wie Depressive am eigenen Leib erfahren zu müssen, ist bitter. Ein Burnout heilt nach einer gewissen Auszeit aus – Reha, Ruhe, Distanz und Neuorientierung sind die Stationen der Genesung.

Ein Burnout ist die Folge eines Zuviels an Pflichtgefühl oder auch eine Folge davon, den gestellten Anforderungen nicht gewachsen zu sein, meist ohne sich dies eingestehen zu können. Dadurch lebt man physisch und psychisch über die eigenen Verhältnisse: zu viel Arbeit, Verlust von Distanz, kein Achten auf sich selbst. Weil sich alles nur noch um die Arbeit dreht und der oder die Betreffende sich wie in einem Hamsterrad nicht erlaubt, herauszutreten und zu entscheiden, wie es anders gehen kann, nimmt die Arbeit überhand und es kommt zu einer fehlenden Distanzierung und zu fehlendem Urteilsvermögen. Am Schluss gibt es nur noch ein Müssen und Getriebensein. Von Selbstfürsorge oder Selbstbestimmung keine Spur mehr. Um diesem Stadium zu entfliehen, geht es um ein neues Arbeitsverhalten, um Erholung und Neuanfang.

Menschen mit einem Burnout und solche mit einer Depression übergehen die körperlichen und psychischen Alarmsignale und nehmen diese Zeichen nicht ernst. Sie realisieren, dass alles zu viel wird, sehen sich jedoch außerstande, etwas zu ändern. Sie realisieren, dass ihre Motivation schwindet, dass sie immer weniger Kraft haben und sich immer weniger zusammennehmen können. Sie realisieren, was mit ihnen geschieht. Aber sie müssen immer weiterarbeiten, und auch der Körper muss funktionieren. Es gibt kein Wollen mehr, nur noch ein Müssen. Beim Burnout aber geschieht das aus Engagement, Pflichtbewusstsein. Man sieht nur noch den Berg unerledigter Arbeit vor sich und die Zeit, die nicht reicht, ihn abzuarbeiten. Die Frage nach dem Sinn des eigenen Tuns bekommt keinen Platz. Wo keine Frage, da gibt es auch keine Antwort.

Depressive dagegen reagieren – und darin besteht ein großer Unterschied – entsprechend ihrer *depressiven Muster*. Über die Grenzen zu gehen ist ihr Alltag und hat nichts mit der aktuellen Lebenssituation zu tun, sondern mit ihnen selbst, ihren speziellen Verhaltensweisen, die sie aus der Kindheit übernommen haben und die sie immer mehr unter Druck setzen und überfordern. Im zweiten Teil dieses Buches werde ich darauf näher eingehen.

Unzufriedenheit, Leid und Einsamkeit

Häufig werden auch Menschen als depressiv bezeichnet, die ständig laut jammernd ihr Elend beklagen, denen es scheinbar so schlecht geht, dass man es schon von Weitem sieht und hört. Wer so plakativ sein schweres Schicksal nach außen und an die anderen heranträgt, ist mit Sicherheit nicht depressiv. Es gibt solche Menschen, die nichts lieber tun, als zu jammern und sich über ihr Leben zu beklagen. Von denen, die verbittert sind, unterscheiden sie sich darin, dass in ihrem Leben dazu kaum ein Anlass besteht. Depressive hingegen sind Menschen, die umgekehrt gerade alles daransetzen, dass ihre Mitmenschen ihr Innerstes nicht sehen und nicht im Geringsten daran denken, dass sie depressiv sein könnten.

Weiterhin gibt es Menschen, denen es wirklich nicht gut geht, die sich schwertun mit sich und ihrem Leben. Sie kämpfen und suchen nach Wegen und Erklärungen, um sich mit dem Leben und der Welt versöhnen zu können und ihren Platz zu finden. Es sind Menschen, die ernsthaft verstehen wollen, was mit ihnen los ist, die gut leben wollen, aber keine Ruhe und Zufriedenheit finden. Häufig sieht man ihnen an, dass es ihnen nicht gut geht. Sie leiden und wirken verzweifelt. Solche Menschen gibt es immer mehr, aber depressiv sind auch sie nicht, selbst wenn sie gut in das Bild passen würden, das viele von Depressiven haben, und sie meist, wenn sie zum Arzt gehen, mit Antidepressiva die Praxen verlassen.

Weiterhin gibt es jene, die nur wenig mit sich und ihrer freien Zeit anzufangen wissen. Gelangweilte Menschen sind häufig unzufrieden. Es fehlt ihnen vielfach an Fantasie, Kreativität und vor allem an Initiative. Entweder fällt ihnen nichts ein oder sie haben keine Lust oder keine Energie, etwas aus sich und ihrem Leben zu machen. Häufig erscheinen sie missmutig, gehemmt, gebremst und emotional auf Sparflamme.

Gelangweilte Menschen, die ohne Freude, ohne inneres Feuer oder Initiative ihr Leben leben, sind nicht depressiv. Ebenso wenig wie jene, die nie genug haben können und nie zufrieden sind mit ihrem Leben, weil sie meinen, mehr verdient zu haben. Sie glauben, dass ihnen mehr und Besseres zusteht. Oder empfinden es als ungerecht, weil sie im Vergleich mit anderen tatsächlich weniger haben. Es gibt immer Menschen, die reicher, schöner oder erfolgreicher sind, bewunderter und privilegierter. Wer sich so mit anderen vergleicht, kann nicht glücklich und ruhig werden. Ja zu sagen zu sich und seinem Leben, bescheiden und dankbar zu bleiben hilft, nicht auf ein solches Gleis zu geraten und als unzufriedener und sogenannter depressiver Mensch zu gelten. Jene, die sich nicht abfinden können mit ihrem Leben und das zum Teil fast aggressiv zum Ausdruck bringen, haben es schwer. Ihr Leben ist freudlos – aber weit entfernt von einer Depression.

Einsame Menschen haben häufig ein trauriges Leben und schaffen es nicht, der Trostlosigkeit zu entfliehen. Häufig sind sie Opfer unserer Gesellschaft, die es den Einzelnen nicht immer leicht macht, Umgang mit ihren Mitmenschen zu finden. Und oft fehlt den Einsamen das Verständnis dafür, warum sie so einsam geworden sind.

Hinzu kommen all jene, die sich mit chronischen Schmerzen durch den Tag mühen, häufig kaum Kraft haben, am sozialen Leben teilzunehmen und darunter leiden, ohne deswegen depressiv zu sein, selbst wenn man ihnen sehr schnell dieses Adjektiv zuordnet.

Veränderungen im Leben, gewollte wie erlittene, Ehen und Beziehungen, die auseinandergehen, Stellenverlust, ärztliche Diagnosen, die das bisherige Leben wie das kommende infrage stellen – es gibt viele Bruchstellen, die Menschen überfordern können, sie unfähig machen zu reagieren, die sie ins Chaos, ein tiefes Loch oder in eine Leere stürzen. Es gibt Situationen, in denen Menschen entscheiden oder handeln müssten, die sie aber in eine Starre und Blockierung versetzen, aus denen sie erst nach längerer Zeit wieder herausfinden. Vielfach geraten sie dabei in eine Stimmung, die ihnen Angst macht, sie lähmt und verzweifeln lässt. Außenstehende realisieren oft gar nicht, wie tiefgreifend solche Brüche treffen und schachmatt setzen können. Es gibt vieles, Großes und Kleines, das Menschen aus der Bahn werfen kann und auf das sie mit Angst, Rückzug, Verunsicherung oder Trauer reagieren, sodass es den Anschein hat, sie seien gerade schwer depressiv.

Der Begriff »Depression« ist heute ein Allerweltsbegriff und bleibt damit diffus, unklar und vielfältig verwendbar. Problematisch ist das auch, wenn man bedenkt, was es für die Betroffenen bedeutet oder auf sie für Auswirkungen haben kann. Wer den anderen verkennt, nimmt ihm die Möglichkeit, zu zeigen, wie er ist, und sich selbst die Freiheit, ihm offen und spontan zu begegnen. Beide bleiben gefangen in ihren Bildern und Vorstellungen. Sie können sich begegnen, sich aber nie wirklich treffen und berühren.

Ähnlich wie mit dem Begriff »traumatisch« wird heute zu schnell mit dem Begriff »depressiv« operiert. Er wird inflationär gebraucht und wird damit unklar und verwaschen. Zudem gibt es zu viele Menschen, denen das Adjektiv »depressiv« ungerechterweise zugeordnet wird, und das sowohl von Fachleuten wie von Laien. Ein solcher Gebrauch des Begriffes bagatellisiert, verharmlost und verkennt das Leiden der wirklich depressiven Menschen.

Emotionale Belastungszustände (EBZ)

Ein Beispiel kann helfen, die Abgrenzung auch gegenüber diesem Begriff bzw. dieser Situation, in der sich gerade in den Zeiten der Pandemie viele Menschen wiederfanden, deutlich zu machen.

Werner T., 50 Jahre alt, selbstständig tätiger Informatiker, hatte für mehrere Monate kaum Aufträge und damit einen mehr oder weniger kompletten Verdienstausfall. Es waren Zukunftsängste, die ihn Tag ein und Tag aus plagten: Wie geht das weiter? Wie lange dauert es noch, bis wieder ein Auftrag reinkommt? Macht es potenzielle Kunden nicht misstrauisch, wenn ich den Auftrag sofort annehmen kann? Müsste ich ihnen nicht besser weismachen, ausgelastet zu sein? Aber ich brauche das Geld und bin darauf angewiesen, mit der Arbeit sofort zu beginnen. Und überhaupt: Wie geht es weiter? Wie steht es um meine Branche? Es kommen immer mehr Jüngere nach mit neuen und besseren Kenntnissen. Sie können oft anders rechnen als ich, weil sie noch nicht die Verpflichtungen und festen Ausgaben haben, wie ich sie habe.

Er fragte sich auch: Ist das überhaupt der richtige Job für einen selbstständigen Unternehmer? Müsste ich mir eine Anstellung suchen oder sogar den Beruf wechseln? Aber was kann ich sonst? Ich müsste neu anfangen. Was bliebe, wäre das Bild von mir als Versager, der es nicht geschafft hat.

Er spürte: Ich verliere an Selbstbewusstsein und Selbstsicherheit. Das sieht man mir wohl an. Ich strahle keine Sicherheit und Überzeugung mehr aus. Ich bin verantwortlich für meine Familie. Wie soll das weitergehen, wenn kein Geld mehr reinkommt? Und was denkt meine Frau – einen Versager hat sie geheiratet! Kann sie mich überhaupt noch lieben? Was sagt ihre Familie dazu? Bei denen habe ich jetzt schon an Achtung und Respekt verloren.

Diese sich ihm immer stärker aufdrängenden Fragen und Ängste machten ihn immer unerträglicher. Seine Lebenspartnerin bat ihn inständig, doch einen Arzt aufzusuchen, und sei es auch »nur« ihretwegen. Sie mache sich große Sorgen um ihn. Sie ertrage es kaum noch mitanzusehen, wie er leide. Er ging zum Arzt, bekam die Diagnose einer mittelschweren Depression und dazu eine Packung Antidepressiva. Er solle sich wieder melden, wenn es ihm nach ein paar Wochen nicht besser ginge, waren die letzten Worte des Arztes.

Dabei handelte es sich um ganz normale und nachvollziehbare Sorgen und Belastungen, die diesen Mann beschäftigten. Dass Selbstsicherheit und Selbstvertrauen in einer solchen Situation schwinden, dass jemand vermehrt grübelt, mit sich weniger gut klarkommt und nicht ständig strahlender Laune ist, Angst hat vor der Zukunft, an sich und allem zweifelt, ist mehr als verständlich.

In solchen Lebenssituationen zieht man sich zurück, ist man häufig gereizt, nicht ansprechbar, dünnhäutig, man verliert den Humor und die Initiative, seine Liebenswürdigkeit, seine Ausstrahlung und sein Lächeln. Man wirkt angespannt, gehetzt, ist nicht wirklich anwesend, scheint interesselos und zieht die ganze Familie stimmungsmäßig ins Elend, was man natürlich selbst bemerkt und einen zusätzlich belastet.

Das alles sind normale, adäquate und stimmige Reaktionsweisen auf eine so extreme Lebenssituation. Wenn es nicht mehr zu lange dauert, bis doch wieder neue Aufträge eintreffen, wird sich jemand wie Werner T. wieder erholen, neuen Lebensmut finden und zur alten Lebendigkeit und Kreativität zurückfinden. Dauert es beispielsweise aufgrund der Pandemie immer länger, werden sich seine Verhaltensmuster verstärken. Depressive Symptome nach den gängigen psychiatrischen Klassifikationssystemen nehmen dann immer mehr zu und werden das Bild dieses Menschen nach außen bestimmen. In diesem Fall spreche ich von *emotionalen Belastungszuständen,* aber nicht von einer Depression, wie es fatalerweise jedoch meist der Fall ist.

Reaktionen auf lang andauernde Belastungssituationen können Menschen schwächen, aus dem Gleis werfen und normale Tagesabläufe erschweren oder verunmöglichen. Dann kann man von ***emotionalen Belastungszuständen (EBZ)*** sprechen. Diese Menschen sind belastet, vielleicht sogar extrem belastet, aber nicht depressiv. Es ist dieser Zustand, der am häufigsten mit der Depression verwechselt wird.

Solche emotionalen Belastungszustände resultieren oft auch aus Schicksalsschlägen, die das Leben eines Menschen grundlegend verändern und über kurze oder längere Zeit in eine neue Richtung lenken. Sie kommen oft plötzlich und treffen unvorbereitet, wie zum Beispiel ein Todesfall, eine Diagnose, die sämtliche Pläne und die Zukunft infrage stellen, die Entdeckung eines außerehelichen Verhältnisses, unerwarteter Beziehungsabbruch und vieles mehr. Entsprechende Reaktionen werden dann häufig der Depression zugeordnet, die auslösenden Momente als äußere Ursache der Depression gesehen. Aber auch länger andauernde Probleme, z. B. mit der Ursprungsfamilie, in der

Beziehung, in finanzieller Hinsicht, oder chronische Schmerzen werden heute als Ursache einer Depression betrachtet. Ich bin zudem überzeugt, dass es sich bei der postnatalen Depression in den wenigsten Fällen um eine Depression handelt, wohl aber um einen emotionalen Belastungszustand.

Betroffenen geht es wirklich nicht gut und oft auch immer schlechter. Eine häufig gehörte Aufforderung des Umfelds geht in die Richtung: »Du musst zum Arzt. Er soll dir etwas gegen die Depression geben. Du brauchst jetzt ärztliche Behandlung, sonst wird alles immer noch schlimmer, und plötzlich geht gar nichts mehr.« Dahinter steckt die Überzeugung, dass jemand, dem es über längere Zeit schlecht geht, depressiv ist und nur noch ein Arzt bzw. Medikamente helfen können. Es sind nicht nur Laien, die so denken.

In einem späteren Kapitel werden solcherart Belastungszustände noch einmal Thema sein. Dort gehe ich auch ausführlich auf den Unterschied zwischen diesen und einer Depression ein. Hier bleibt erst einmal festzuhalten: EBZ sind Reaktionen auf belastende Umstände, die Menschen überfordern und erschöpfen. Sie leiden an den äußeren Umständen, Depressive aber leiden *an sich selbst*.

Ein falsches Bild und seine Folgen

Festgefahrene Ansichten und eindimensionale Bilder schaffen Vorurteile und sorgen für starre Einstellungen, denen die Betroffenen nichts entgegenzusetzen haben. Sie wirken wie in Stein gemeißelt. Man trifft auf sie in allen gesellschaftlichen Schichten. Sie scheinen zudem ohne Ablaufdatum zu sein, und die Stigmatisierung depressiver Menschen wird so lange nicht aufhören, wie wir nicht mit ihnen aufgeräumt haben. Sie sorgen dafür, dass diese sich aus Angst, nicht ernst genommen und verstanden zu werden, weiterhin hinter einer Fassade verbergen, nicht zeigen, wie es ihnen wirklich geht und wie es in ihrem Inneren aussieht. Dafür brauchen sie unverhältnismäßig viel Energie, und dies auf Kosten ihres Selbstbewusstseins und Selbstvertrauens. Allerdings geben depressive Menschen unabhängig von den äußeren Umständen nicht viel von sich preis, was damit zu tun hat, dass sie gewohnt sind, alles mit sich selbst auszumachen. Dazu kommt, dass sie sich nicht als wichtig und wertvoll betrachten und davon ausgehen, dass andere gar nicht interessiert sind zu wissen, was sie denken und wie es ihnen geht. Sie sind mehr Zuhörer als Sprecher. Auch dazu später mehr.

Aber Depressive leiden, wenn sie sich zurückziehen und nicht zeigen dürfen, wie es ihnen wirklich geht. Sich verstecken zu müssen kann eben auch dazu führen, sich nicht angenommen zu fühlen. Wie kann man in einer solchen Situation Selbstbewusstsein und Selbstsicherheit aufbauen und offen und spontan auf andere zugehen?

Wenn die Depression damit in Zusammenhang gebracht wird, dass die Betroffenen unfähig sind, ihr Leben in den Griff zu bekommen, spürt der oder die Betroffene intuitiv und folgerichtig, dass man von der Depression nicht sprechen darf, ohne sich auch beruflich damit alles zu verbauen. Denn wenn man sich an seinem Arbeitsplatz als depressiv outet, setzt man sich der Meinung und Einschätzung von Vorgesetzten aus, ohne in der Lage zu sein, sich gegen deren mögliche Vorurteile wehren zu können. Die eigenen Leistungen zählen plötzlich nicht mehr.

So stehen depressive Menschen immer unter einem enormen Druck, sich ständig beweisen zu müssen, genauso gut zu sein wie nicht Depressive. Sie versuchen, dem Bild, das man von ihnen hat, durch Leistung, Wohlverhalten, Einsatz und Freundlichkeit entgegenzuwirken. Sie wollen nicht, dass man auf den Gedanken kommt und ihnen unterstellt, dass sie im Grunde »krank« oder »daneben« sind. Immer wollen und müssen sie anderen beweisen, dass man ihnen vertrauen und sie respektieren, dass man ihnen etwas zutrauen kann, dass sie nicht seltsam, eigenartig, befremdend sind oder anderen Angst machen. Das alles spielt sich in ihrem Kopf ab, und gleichzeitig müssen sie besonders gute Arbeit abliefern.

Viele Menschen, die so denken, sind erleichtert, wenn man ihnen sagt, dass depressiv nicht gleichbedeutend ist mit krank. Ihr Leiden wird damit in keiner Weise bagatellisiert und die Schwere ihres Zustandes ebenso wenig verleugnet. Für viele ist es einfacher, damit zu leben, wenn sie ihren Zustand als nicht krank betrachten können. Manche sind jedoch froh, wenn ihr Leiden einen Namen bekommt, weil sie sich damit ernster genommen fühlen und nicht befürchten müssen, als Simulant abgestempelt zu werden. Das befreit sie jedoch nicht von dem Makel, depressiv zu sein. Obwohl sie gerade durch ihr enormes Bemühen Akzeptanz und Anerkennung gewinnen, bleibt die Unsicherheit, ob man ihnen noch über den Weg traut. Dann gibt es für sie weiterhin kein Ausruhen und sie erlauben sich auch nicht, mit sich zufrieden oder gar stolz auf sich zu sein. Mit jeder Aufgabe, mit jedem Zeichen der Wertschätzung und jeder Beförderung steigt die Angst, zu versagen und die in sie gesetzten Erwartungen nicht erfüllen zu können, zu enttäuschen.

Wie kann ein Mensch mit einer solchen Hypothek, mit einem so schweren Rucksack spontan und offen auf andere zugehen und sich selbstsicher zeigen? Wie sollte er sich wohlfühlen und Freude an der Arbeit haben? Wie könnte er sich und den Vorgesetzten vertrauen und sich sicher fühlen? Wie könnte er glauben, angenommen und wertgeschätzt zu werden? Wie sollte er sich am Leben freuen?

Glaubt man, von der Depression eines Menschen zu wissen, hat man Mitleid und weiß oft nicht, wie man damit umgehen soll. Soll man, darf man oder muss man ihn darauf ansprechen? Meist wird der Depressive die Unsicherheiten und Bedenken spüren und gegen sich gerichtet interpretieren, noch mehr an sich zweifeln und sich noch mehr zurückziehen. Ein Teufelskreis.

Weil Depressive sehen, erfahren und spüren, wie man über sie denkt, versuchen sie, die Erwartungen der anderen immer besser zu erfüllen. Sie verhalten sich so, wie sie glauben, sein zu müssen, um akzeptiert zu werden. Damit geraten sie aber noch mehr in Not, entwickeln noch mehr Versagensängste. Alle Bemühungen, der Stigmatisierung entgegenzuwirken, können nicht verhindern, dass sie die in der Gesellschaft herrschenden Meinungen übernehmen und sie als Bestätigung ihrer eigenen Einschätzung sehen: »Depressive mag man nicht, sie sind anders als andere, man geht despektierlich mit ihnen um, betrachtet sie als komisch und krank.« So fühlen sie sich noch bedrängter und unfreier. Selbstbild, Selbstachtung und Selbstrespekt landen im Keller. Sich jeden Tag aufs Neue gegen diese Vorurteile aufzuraffen, wird immer schwieriger. Zu glauben, dass es nicht so bleiben muss, dass sie etwas an ihrem Zustand ändern können, klingt für sie wie blanker Hohn: »Was nützt es, wenn ich etwas verändere, wenn die anderen mich doch immer so sehen oder sehen wollen? Was habe ich denn für eine Chance? Keine, absolut keine. Etwas anderes zu denken, bedeutet bloß, sich etwas vorzumachen.«

Depressive liegen mit ihrer Einschätzung, was andere über sie denken, durchaus richtig, und das macht sie noch vorsichtiger und verschlossener und in der Folge hören sie noch weniger auf sich selbst und trauen sich noch weniger zu, das zu tun, was für sie stimmig ist. Sie verleugnen sich, passen sich an und übergehen ihre eigenen Wünsche und Bedürfnisse. Die Wirkung ist verheerend. Sie resignieren und ziehen sich zurück. Gleichzeitig glauben sie immer weniger daran, dass ihre Anstrengungen gesehen und geschätzt werden. Obwohl sie nicht an den Erfolg ihres Aufwandes glauben, können sie ihn nicht verringern, was sie noch deprimierter und hoffnungsloser stimmt.

Die Bilder, die die Gesellschaft von Depressiven hat, verstärken die Betroffenen in ihrer Selbsteinschätzung. Sie bestätigen ihnen, mit ihrer Einschätzung der Lage nicht falschzuliegen. Was andere sagen, ist für Depressive sehr wichtig. In ihrem Handeln richten sie sich nach ihnen. Das haben sie bereits in der Kindheit gelernt: »Die anderen sind wichtig, nicht ich.« Deshalb nehmen sie Stimmungen und Meinungen intensiver auf, als es andere vielleicht tun. Wenn sie beispielsweise in der Presse dann doch mal etwas Positives über Depressive lesen, nehmen sie es zwar zur Kenntnis, legen es aber schnell wieder zur Seite. Zu sehr wird das negative Bild in der Gesellschaft gepflegt, und sei es auch nur, dass man voller Mitgefühl und Mitleid über sie schreibt, wie schrecklich ihr Leben sei, wie freudlos und wie tragisch es häufig endet. Solches Mitgefühl tut dem Selbstbewusstsein nicht gut und verstärkt nur das Bild des Armen, Schwachen, Bemitleidenswerten. Auf diese Menschen kann man nicht stolz sein, höchstens, dass sie überhaupt durchhalten in ihrem Schicksal. Für die Depressiven ist klar, dass niemand mit ihnen tauschen möchte, dass jeder froh ist, nicht so zu sein wie sie. Zu bewundern gibt es da nichts, beneiden oder nachahmen möchte man sie schon gar nicht. Sie haben das Gefühl: »Niemand möchte so sein wie ich. Ich kann diese Menschen sogar verstehen. Auch ich möchte nicht so sein, wie ich bin.«

Vorurteile und ein neuer Blick

Aus allem bisher Gesagten geht hervor, dass wir ein anderes, ein neues Bild von Depression brauchen. Eines, das keine pauschale Pathologisierung zulässt und in dem sich die Depressiven selbst wiederfinden. Es bedarf einer Darstellung, die Betroffenen hilft, sich verstehen und annehmen zu können und den übrigen Menschen die Angst vor ihnen nimmt, weil sie sie irritieren oder vielleicht Beklemmungen in ihnen auslösen. Dies kann nur eine Depressionstheorie leisten, die versucht, das Erleben, die Komplexität und Einmaligkeit der Betroffenen zu erfassen und sich nicht nur auf eine Beschreibung der Symptome beschränkt. Ich plädiere daher für eine neue Theorie, die umfassend sowohl die verborgene wie die manifeste Phase eines depressiven Zustands erfasst und beschreibt. Die Diagnose einer Depression *muss* die Vorgeschichte des Einzelnen berücksichtigen und darf sich nicht in einer Aufzählung von gerade vorhandenen Symptomen erschöpfen. Es geht darum, jene depressiven Muster zu entdecken, die zur Entwicklung einer depressiven Persönlichkeit und eines depressiven Lebensstils führen. Im 3. Kapitel werden sie ausführlich beschrieben werden.

In den Medien sollte vonseiten der Wissenschaft ein differenziertes Bild der Depression gezeichnet werden, das sich nicht nur in der Aufzählung negativer Eigenschaften der Betroffenen erschöpft, sondern ebenso eine Darstellung all der positiven Seiten, die das Bild der depressiven Persönlichkeit prägen.

Heutige Bilder, die das Depressionsgeschehen beschreiben und die Vorstellungen vieler Menschen beeinflussen, werden den Depressiven nicht gerecht und sind gleichzeitig so verletzend, so demütigend, dass sie möglichst schnell korrigiert werden müssen. Sie tun niemandem gut. Wirklich entscheidend für notwendige Veränderungen hinsichtlich ihrer Akzeptanz wäre ein neues, stimmiges und umfassendes Bild depressiver Menschen.

Betroffene müssen sich in der Beschreibung der Depression wiedererkennen können, sodass sie einen Zugang zu sich finden und sich mit sich versöhnen. Nötig wäre, ihnen ihre Würde zurückzugeben, ihnen zu ermöglichen, stolz auf sich zu sein. Nötig wäre, dem Leiden vieler einen Namen zu geben und ihnen damit etwas von ihrer Einsamkeit zu nehmen. Kein Betroffener sollte sich und sein Leiden verstecken müssen. Die Energie, die es kostet, sollten sie positiv nutzen können, um aus der Depression herauszufinden. Es gilt, Betroffene und die Depression von Stigmatisierung und Abwertung zu befreien. Das ist das Wichtigste, was man für depressive Menschen tun kann. Daher ist es auch das Hauptanliegen dieses Buches, ein Bild der Depression und der depressiven Menschen zu zeichnen, wie sie wirklich sind.

Ein neues Depressionsverständnis muss eine klare und differenzierte Trennung beinhalten von den gängigen begrifflichen Zuschreibungen wie:

- depressiv und schwach;
- depressiv und krank;
- depressiv und seltsam;
- depressiv und gestört;
- depressiv und angsteinflößend;
- depressiv und unzurechnungsfähig;
- depressiv und nicht vertrauenswürdig.

Es sind diese Vorurteile, die bis heute von Laien wie von Fachleuten immer wieder übernommen und weitergegeben werden, ohne sie zu hinterfragen, die das heutige Bild der depressiven Menschen bestimmen.

2. Das heutige medizinisch-psychiatrische Verständnis der Depression

Der Symptomkatalog der WHO als Grundlage von Diagnostik und Behandlung

Die heutig gültige Definition von Depression wurde von medizinischen Fachgremien geschaffen. Es sind denn auch die Medizin und die Psychiatrie, die in ihrer Arbeit und ihren Erklärungen dieses Bild in den Medien und in unserer Gesellschaft immer wieder festigen und weiterverbreiten.

Dazu gehören die Zuschreibungen, dass Depression eine schwere Krankheit sei, die häufig genetisch vererbt würde, dass sie die Lebenszeit verkürze, wenn sie nicht behandelt werde, dass Depressive sich und andere gefährden können. Das löst nicht nur bei den direkt Betroffenen Angst und Panik aus. Es sind Feststellungen, die im Gedächtnis haften bleiben. Denn immerhin kommen sie von anerkannten Wissenschaftlern, und auch die Weltgesundheitsorganisation (WHO) äußert sich in diese Richtung. Alle diese Beschreibungen und Festlegungen entsprechen im Großen und Ganzen der heute gängigen Schulmeinung und werden auch an Universitäten den angehenden Ärzt:innen in dieser Weise vermittelt. Diagnosen und Gutachten werden heute mehr oder weniger ausschließlich auf der Grundlage eines einzigen, international anerkannten Diagnoseschemas verfasst, dem ICD-10. Entsprechend des festgestellten Schweregrades der dort aufgeführten Symptome werden Antidepressiva verordnet und Krankschreibungen ausgestellt.

Die »Internationale Klassifikation von Krankheiten« (ICD-10) der Weltgesundheitsorganisation ist das verbindliche System zur Diagnose körperlicher und psychischer Erkrankungen. In einem eigenen Kapitel werden auch die psychischen Krankheiten beschrieben. Die dort vorgestellten Kriterien sind quasi die Bibel der Psychiatrie oder, ein bisschen bescheidener, die Vorgaben für ihre Diagnosestellung.

Als Hauptsymptome einer Depression gelten nach dem internationalen Klassifikationssystem ICD-10:

- depressive Stimmung (keine Trauer!);
- Interessenverlust, Freudlosigkeit;
- Antriebsmangel, erhöhte Ermüdbarkeit.

Häufige Zusatzsymptome sind:

- Störungen der Konzentration, der Aufmerksamkeit und des Denkvermögens;
- vermindertes Selbstwertgefühl und Selbstvertrauen;
- Gefühle von Schuld und Wertlosigkeit;
- negative und pessimistische Zukunftsvorstellungen;
- Selbsttötungsgedanken oder -handlungen;
- Schlafstörungen;
- verminderter Appetit.

Die Diagnosestellung richtet sich also nicht nach den Ursachen und Entstehungsbedingungen eines psychisch und gesundheitlich belastenden Zustandes, sondern es geht ausschließlich um die Symptome, unter denen die Patienten leiden. Zur Bildung der ärztlichen Diagnose gehören neben den Symptomen die Erfassung des Schweregrades aufgrund der Zahl der Symptome in den Kategorien Haupt- und Nebensymptome. Die Anzahl der depressiven Episoden gehört ebenso dazu wie auch das Überprüfen der Risikofaktoren, wie etwa frühere depressive Phasen und aktuell belastende Lebenssituationen.

Die sich am ICD-10 orientierende Diagnostik besitzt den Vorteil, für die Betroffenen verständlich zu sein. Sie hilft den Medizinern und all denen, die mit depressiven Menschen zu tun haben, die Symptome gemäß der ICD-10-Liste zu erkennen und festzustellen, auch Symptome, die sonst vielleicht unbeachtet geblieben wären. Die klare und übersichtliche Gliederung ist auch für Gutachten hilfreich.

Es gibt jedoch ein großes »Aber«: Jedes der in der Systematik aufgeführten Symptome wird als Symptom einer Depression betrachtet. Das heißt, die Frage, ob es sich dabei um ein Symptom einer Depression oder vielleicht eines anderen Zustandes handelt, wird gar nicht mehr gestellt, weil sie im Vorhinein schon beantwortet ist.

Solange eine Diagnose so breit angelegt ist, können theoretisch sogar kleinste Stimmungsschwankungen unter dem Titel »Depression« gefasst werden. Es wäre damit vergleichbar, dass schon der kleinste Husten Zeichen einer Lungenentzündung sein könnte und es dafür Hunderte von Lungensanatorien in den Bergen bräuchte. Man könnte von einer Beliebigkeit der Diagnose sprechen, wenn in das Gefäß »Depression« alles passt, was in Richtung Belastung, psychischer Schmerz oder Stimmungstief geht. Wenn alles und jedes als depressiv zu werten ist, hat die Aussage keinen Wert und keine Bedeutung mehr. Sie wird nichtssagend und damit beliebig.

Um die Depression zu verstehen und klar fassen zu können, reicht kein bloßes Aufzählen von Symptomen. Und es braucht klare Kriterien der Abgrenzung gegenüber ähnlichen Zuständen. Ohne eindeutige Trennschärfe kann einer Diagnose nicht vertraut werden. Da nützt es auch nichts, wenn man die Dauer der Symptome als Kriterium hinzuzieht. Die Diagnose Depression bleibt fraglich und kommt einer Zufallsdiagnose gleich. Mit viel Glück trifft sie zu, wenn man Pech hat, stimmt sie nicht. Weil diese Diagnose aber in den meisten Fällen sehr weitreichende Konsequenzen hat, ist das mehr als problematisch. Sie kann ein Leben total verändern.

Die heute gebräuchliche Depressionsdiagnose ist mit zu viel Unsicherheit verbunden und erfasst all die Betroffenen nicht, die an ihrem Zustand leiden, ohne dass bei ihnen die genannten Symptome zu finden wären. Sie diagnostiziert aber auch solche als depressiv, die es nicht sind.

Das ist das Besondere und Verheerende an der heutigen Depressionsdiagnose: Sie verpasst unendlich vielen Stimmungen und Verhaltensweisen den Stempel »depressiv«, und auf der anderen Seite vermag sie den Großteil derer, die latent und verborgen depressiv sind, nicht zu erfassen. So, wie sie heute gefasst wird, genügt sie nicht und ist mitverantwortlich für die pauschale Pathologisierung der Depression und die Stigmatisierung Betroffener.

Das Gewicht bei der Beschreibung depressiver Menschen müsste hingegen auf die Entwicklung und Entstehung einer Depression als unbedingt dazugehöriges Kriterium zur Diagnosestellung gelegt werden. Diese Lücke im bisherigen Depressionsverständnis muss dringend geschlossen werden, um wirklich ein klares und stimmiges Bild zu schaffen. Es ist einer der größten Fehler des bisherigen Depressionsverständnisses, dass die Latent-Depressiven, die nicht in dieses Raster passen, nicht zu den Depressiven gezählt werden bzw. dass es sie schlicht nicht gibt. Was unter den Latent-Depressiven zu verstehen ist, erläutere ich im folgenden Kapitel. Genauso gravierend ist, dass belastete Menschen und solche mit ausgeprägten emotionalen Belastungszuständen aufgrund der Symptome fälschlicherweise als depressiv diagnostiziert werden.

Die Diagnose entsprechend den Symptomen zu stellen, birgt zusätzlich die Gefahr, dies vorschnell zu tun, nicht mehr genau hinzusehen, zu wenig auf den einzelnen Patienten einzugehen und dabei nicht ihn und seine persönliche Geschichte zum Maßstab zu nehmen, sondern die Systematik der Symptome. Es besteht eine große Gefahr, dass die Handlichkeit und Einfachheit der Diagnosekriterien zu Lasten des Patienten gehen.

Im Allgemeinen wird in der Medizin eine Diagnose vorwiegend aufgrund der Symptome gestellt, was sinnvoll ist und sich auch bewährt hat. Im Zusammenhang mit der Depression funktioniert das allerdings nicht. Wenn heute aber dennoch viele sehr genaue und treffende Diagnosen gestellt werden, hat das mehr mit der Erfahrung und der Intuition der betreffenden

Fachleute zu tun. Gerade wenn man seine Patient:innen gut kennt und über Jahre hinweg betreut hat, wird man sich nicht ausschließlich auf diesen Symptomkatalog verlassen.

Wer wie Ärztinnen und Ärzte immer wieder mit depressiven Menschen zu tun hat, muss also aufpassen, nicht zu schnell zu einer Diagnosestellung zu kommen, nur weil das, was der Patient von sich berichtet, auf den ersten Blick mit den im ICD genannten Kriterien übereinzustimmen scheint. Viele Ärzt:innen werden einwenden, dass sie aus ihrer Erfahrung und letztlich aus einer Not heraus aber dennoch verantwortungsvoll zu einer sicheren Diagnose kommen, da sie für den einzelnen Patienten und seine Geschichte neben der Flut an administrativen Aufgaben und Verpflichtungen kaum genug Zeit haben.

Und so scheint – auch in der medialen Berichterstattung – die Zahl der depressiven Menschen immer mehr zuzunehmen, ebenso der Gebrauch von Antidepressiva. Wer hingegen die Depression nicht pauschal als Krankheit bezeichnet, handelt nach heutigem Verständnis geradezu fahrlässig. Doch die Pathologisierung hat zur Folge, dass zu viele Menschen als depressiv betrachtet und zu viele Depressive als schwer depressiv diagnostiziert werden, was sich u. a. in einer sehr hohen Zahl an Berentungen niederschlägt.

Vor 25 Jahren wurde in der Schweiz zum Beispiel nur jede dritte neue Invalidenrente wegen einer psychischen Krankheit gezahlt. Inzwischen ist es jede zweite. Wenn man von einem anderen Depressionsverständnis ausgeht, würde sich mit Sicherheit ein anderes Bild ergeben. Wenn nur diejenigen Symptome als Ausdruck einer Depression gelten würden, die auf dem Hintergrund von bereits vorhandenen depressiven Mustern entstanden sind, würde das schon sehr viel mehr Eindeutigkeit schaffen. Es würden sehr viel weniger Menschen als depressiv diagnostiziert. Dann könnte nicht mehr pauschal von der Depression als einer Volkskrankheit gesprochen werden, und einer generellen Pathologisierung der Depression wäre ein Riegel vorgeschoben.

Die Gefahr von Fehldiagnosen

Wenn man sich streng nach den Richtlinien der WHO, also der Klassifikation nach ICD-10, einen depressiven Menschen vorzustellen versucht, dann trifft das beinahe auf jeden zu, denn dort ist eine solche Fülle unterschiedlicher Symptome aufgelistet, dass es praktisch kaum jemanden gibt, der nicht darunter zu zählen wäre.

Einer meiner Klienten war aufgrund schwerer depressiver Zustände krankgeschrieben. Nach einer gewissen Zeit der Apathie und Passivität war sein Wunsch groß, sich wieder zu bewegen, im Wald joggen und spazieren zu gehen und sich auf diese Weise wieder anders, normal zu fühlen. Der behandelnde Arzt schrieb in seinem Gutachten: Wenn ein depressiver Patient in der Lage sei, im Wald zu joggen, könne er nicht depressiv sein und wäre daher auch in der Lage, wieder zu arbeiten. Depressive Patienten würden sich durch Antriebshemmung und fehlende Motivation auszeichnen, womit ihm zum Beispiel das Joggen gar nicht möglich wäre. Der Patient wurde daher zu 100 Prozent arbeitsfähig geschrieben.

Das mag ein extremes Beispiel sein. Es zeigt aber auf, wie frei mit dem Symptomkatalog umgegangen werden kann – und dies mit beträchtlichen Folgen für den Patienten. Die Diagnose aufgrund der Symptome macht ihre Aussage beliebig und höchst anfällig für Fehler.

Man darf und muss sich natürlich fragen, was eine Depression denn nun ausmacht und was sie abgrenzt von anderen Zuständen, wenn ganz verschiedene Krankheitsformen und Belastungszustände gleiche Symptome zeigen, zum Beispiel Menschen, die in einer schweren Krise stecken, oder ältere Menschen in Heimen ohne Perspektive.

Unverbindlicher wird die ganze Sache zusätzlich dadurch, dass die *Ursachen*, wenn solche beschrieben werden, häufig für den betreffenden Fall logisch erscheinen mögen, aber deswegen nicht maßgebend für eine Depression sein müssen. So wird etwa eine schwere Krankheit, eine Scheidung oder der Tod eines Familienangehörigen als mögliche Ursache einer Depression genannt. Was jedoch nicht die Frage beantwortet, weshalb diese Ereignisse bei gewissen Menschen depressive Zustände auslösen sollen und bei anderen nicht. Auch bleibt die Frage unbeantwortet, ob solche Reaktionen auf äußere Ereignisse tatsächlich Ausdruck einer Depression sind oder »nur« extreme Reaktionen, die sich wie eine Depression anfühlen.

Für den Großteil der Depressiven gibt es kaum je so eindeutige und fassbare Einschnitte oder Umwälzungen in ihrem Leben. Sie fühlen sich zwar unfähig, zufrieden und glücklich zu sein, sehen sich oft als Versager, haben Angst, dass andere sehen könnten, wie es in ihnen tatsächlich aussieht, aber sie betrachten sich nicht als krank. Sie sehen sich als jemanden, der weniger spontan ist, die sich weniger zutraut, nicht so auftrumpfen kann wie andere und zaghafter ist – also durchaus als »anders«, aber auch nicht als psychisch gestört. Sie funktionieren und meistern ihren Alltag wie alle anderen, sagen jedoch: »Depressiv? Nein, das bin ich nicht.« Dass diese Menschen erleichtert sind, wenn man ihnen sagen kann, dass sie weder krank noch depressiv sind, ist mehr als verständlich. Für sie ist es so leichter, mit ihrem Zustand umzugehen.

Es gibt in der Medizin keine eindeutige und verbindliche Theorie zur Entstehung von Depression. Wenn eine solche genannt wird, ich denke da z. B. an Theorien vom Ungleichgewicht oder der Verschiebung von Neurotransmittern, werden diese von anderen Fachleuten sogleich infrage gestellt. Wer aber keine klare Vorstellung von der Entstehung hat, kann weder über ein klares Behandlungskonzept noch über konkrete Ideen zur Überwindung der Depression verfügen.

Wenn man von der Depression als Resultat einer Symptombeschreibung ausgeht, dann sind die meisten Menschen in ihrem Leben irgendwann einmal depressiv. Deshalb auch die verbreitete und immer wieder zitierte Aussage: »Es kann jeden treffen, ein oder mehrmals in seinem Leben.« Kein Mensch ist davor gefeit, in gewissen Phasen seines Lebens unsicher, gehemmt, belastet oder traurig zu sein, an nichts mehr Interesse, keinerlei Motivation und keine Zuversicht mehr zu haben. All das kennt jede und jeder von uns, ohne an einer Depression zu leiden, geschweige denn den Eindruck zu haben, psychisch krank zu sein. Es ist sicher nicht übertrieben zu sagen, dass alle diese Zustände punktuell oder phasenweise zu einem psychisch gesunden und normalen Leben dazugehören.

Bei allem Leiden ist die Depression nicht die Krankheit, wie sie die Psychiatrie definiert. Der Gebrauch und die Bedeutung dieser Systematik der WHO in unserer Gesellschaft wird überschätzt und entsprechend meinungsbildend. Deshalb ist es wichtig, darauf hinzuweisen und aufzuzeigen, dass sich gesellschaftlich nur etwas ändert, wenn dieses Diagnoseschema ergänzt und erweitert wird.

Für eine Diagnose ist es entscheidend, dass das Feld der Symptome oder der Verhaltensweisen, die eine Depression bestimmen, klar, fassbar und eingegrenzt ist. Das verlangt nach klaren Konturen, um eindeutig das zur Depression Gehörende erfassen und anderes ausschließen zu können. Auch die Intensität eines Merkmals kann nicht entscheidendes Kriterium sein, ob das Ausdruck einer Depression ist oder nicht. Die ICD-Symptomatologie mit der Bestimmung des Schweregrads aufgrund der Anzahl der Symptome und der Dauer ist ein statisches Modell. Die Dynamik der Entstehung und Entwicklung der depressiven Verhaltensmuster zur depressiven Persönlichkeit fehlt, weshalb das Bild der Depression uneindeutig bleibt. Was bringt es, die Diagnose einer Depression weiterhin nach der ICD-10 zu stellen, wenn sie aufgrund ihrer Uneindeutigkeit einerseits gesunde Menschen zu Kranken stempelt und andererseits Nicht-ICD-10-Symptomträger übergeht, weil sie aufgrund der einseitigen Sicht gar nicht gesehen werden können? Die Perspektive ist zu eng und deshalb unvollständig.

Ärzte und Ärztinnen sind gewohnt, Krankheitsbilder zu entdecken und sie von anderen scharf abzugrenzen. Eindeutigkeit, klare Systematiken und Bestimmungen, wie sie in den Naturwissenschaften üblich sind, waren auch in ihrer Ausbildung vorherrschende Kriterien. Ohne das Interesse an naturwissenschaftlicher Methodik hätte keine und keiner von ihnen ihr oder sein Studium der Medizin bewältigen können. Und diese Ausrichtung hilft, Situationen und Zustände möglichst schnell zu erfassen. Systematische Abgrenzungen kommen ihrem Denken entgegen. Das ist ein Vorteil und vermittelt in den meisten Fällen nicht nur dem Arzt, der Ärztin Sicherheit, sondern auch dem Patienten, der Patientin. Also besteht die Gefahr, dass Ärzt:innen die Systematik des ICD-10 zur Diagnosestellung einer Depression völlig ausreicht. Dass sie in vielen Fällen damit nach ihrem ärztlichen Krankheitsverständnis richtigliegen, macht das Ganze für sie zu einer klaren und eindeutigen Angelegenheit. Der Punkt ist nur, dass sie damit häufiger danebenliegen, als sie wahrscheinlich wahrhaben möchten, und dass zu viele Patienten mit der Diagnose Depression eine Praxis verlassen, die gar nicht depressiv sind.

Das Gespenst »psychische Krankheit« isoliert Menschen und lässt sie vereinsamen. Auch das müssten die Vertreter einer pauschalisierenden Pathologisierung der Depression bedenken. Eine Studie der Stiftung »Pro Mente Sana« in Zusammenarbeit mit der Forschungsstelle »Sotomo« aus dem Jahr 2018 mit dem Titel: »Wie geht's dir? Ein psychisches Stimmungsbild der Schweiz«, unterstreicht die Folgen: »70 % der Schweizerinnen und Schweizer fürchten die Reaktionen ihres Umfeldes, wenn dieses erfahren würde, dass es ihnen psychisch nicht gut geht … Zum einen ist es die Befürchtung, nicht als leistungsfähig eingeschätzt zu werden; zum anderen die Befürchtung, als labil und schwach zu gelten – je über 40 Prozent fürchten dies. Weniger verbreitet ist die Furcht, dass andere überfordert wären oder dass sie sich abwenden würden.«

Die Angst vor einer Stigmatisierung ist also kein Hirngespinst oder Ausdruck misstrauischen und negativen Denkens depressiver Menschen. Sie bilden sich das nicht ein, und diese

Stigmatisierung treibt sie in die Isolation und Einsamkeit und erschwert es ihnen, Hilfe anzunehmen, wenn es ihnen nicht gut geht. Damit zu leben, dass man misstrauisch gemustert wird, macht das Leben in dieser Gesellschaft nicht einfach. Daran nicht unschuldig ist die Psychiatrie. Es wäre zu einfach und falsch, wenn man behauptete, die medizinische Diagnose sei sachlich und fundiert und was die Menschen daraus machten, sei etwas ganz anderes. Nein, die Diagnose ist irreführend und vage. Am Ausgangspunkt steht die allgemeingültige und absolute Formulierung der Depression als psychische Krankheit. Und diese Aussage ist, ob beabsichtigt oder nicht, für die Betroffenen belastend und negativ.

Natürlich weiß jeder, dass jeder Mensch mehr ist als das, was Vorurteile über ihn sagen. Und man könnte argumentieren, dass es die Arbeit des Arztes sein sollte, die Schmerz- und Leidensseite des depressiven Menschen hervorzuheben, auch im Hinblick auf eine erfolgreiche Behandlung. Tatsache aber ist, dass die Depression und die davon Betroffenen durchweg so beschrieben werden, als würde die Depression den ganzen Menschen ausmachen. Es wird suggeriert, dass diese festgestellten Eigenschaften den gesamten Denk-, Verhaltens- und Gefühlsbereich dieser Menschen abdeckten: Depressive sind aufgrund ihrer Krankheit eingeschränkt und daher nicht in der Lage, sachlich zu denken und adäquat zu handeln. Sie sind – so wird ihnen weiter zugeschrieben – in ihren Emotionen gefangen und daher nicht zurechnungsfähig. Eine Beschreibung positiver Eigenschaften depressiver Menschen kann man lange suchen, sowohl bei Fachleuten wie bei Laien. Wie soll ein Betroffener zu seinem Leiden stehen können, wenn er als solcher etikettiert und abgestempelt wird mit all den Vorurteilen, die mit dieser Krankheit einhergehen?

Nachdenklich macht auch, was 2011 in einem Artikel des »Journal of Abnormal Psychology« zu lesen war: Ein internationales Forscherteam konnte zeigen, dass Depressive analytischer zu denken scheinen als Gesunde und dass Depressionen analytische Schlussfolgerungen eher fördern.

Folgen der medizinischen Meinungsführung: Depressive Menschen müssen sich beweisen

Depressive fühlen sich gedrängt, sich und den anderen beweisen zu müssen, dass sie nicht so sind, wie ihre Mitmenschen meinen. Sie spüren genau, dass Worte nicht ausreichen, sondern sie durch Taten zeigen müssen, dass sie nicht krank sind und ihren Mann oder ihre Frau stehen können, dass man sich auf sie verlassen und auch zufrieden mit ihnen sein kann. Sie stehen unter dem ständigen Druck, besser und stärker sein zu müssen als andere – was sie dazu bringt, sich noch mehr anzustrengen und sich noch mehr zu bemühen. Das aber hat zur Folge, dass sie häufig über ihre Grenzen gehen, sich abquälen, ohne zu zeigen, wie es ihnen wirklich geht. Sie können sich nicht so geben, wie es richtig wäre für sie, und nicht so sein, wie sie sind. Nicht zu sich stehen zu können und anderen etwas vormachen zu müssen hat etwas Demütigendes und Erniedrigendes und kostet unendlich viel Kraft. Deshalb ist es so wichtig, dass depressive Menschen nicht mehr in jedem Fall als krank angesehen werden Es würde sie entlasten und ihnen helfen, sich und ihren Zustand besser annehmen zu können.

Wer depressiv ist, gilt als krank und wird zudem mit dem medizinischen Stempel versehen: »psychisch krank«. Dass die meisten Depressiven über Jahrzehnte oder gar ein Leben lang depressiv sind und ein normales Leben führen, ohne sich krank zu fühlen oder in ihrem Leistungsvermögen eingeschränkt zu sein, wird in dieser Sichtweise völlig ausgeklammert. Depression hat sehr wohl etwas mit Krankheit zu tun. Aber erst dann, wenn die Betroffenen den bis dahin verborgenen Zustand einer latenten Depression nicht mehr aushalten können, beginnen, sich körperlich und psychisch zu schaden und nicht mehr in der Lage sind, Verantwortung für sich zu übernehmen, muss man von einer Krankheit sprechen. Die generelle Pathologisierung der Depression und die Reduktion auf eine Symptombeschreibung steht einem umfassenden Depressionsverständnis im Weg und verhindert eine Rehabilitierung depressiver Menschen.

Wer krank ist und dazu noch psychisch krank, ist weder leistungsfähig noch im vollen Umfang einsatzfähig – so denken viele. Depressive erfahren es vielfach sehr direkt am Arbeitsplatz. Hier begegnen sie immer wieder vorschnellen Urteilen wie: Wer psychisch krank ist, ist nicht so konzentriert und arbeitet nicht so sorgfältig, wie er es sein und tun müsste und die Arbeit es verlangt. Doch gerade bei schwierigen Aufgaben ist es absolut notwendig, dass man ruhig, aufmerksam und sorgfältig arbeitet und nicht abgelenkt wird durch innere oder äußere Faktoren. Grübeln und arbeiten passen nicht zusammen, krank zu sein und motiviert zu sein schließen sich aus. Wer krank und mehr mit sich als mit der Arbeit beschäftigt ist, kann nicht genug leisten und auch ein Problem nicht neutral und objektiv erfassen und adäquat beheben. Wer krank ist, ist verlangsamt, nicht wirklich bei der Sache, ermüdet schnell und macht Fehler. So wird in unserer Gesellschaft häufig gedacht – und entsprechend gehandelt. Arbeitgeber sind durch solche Vorurteile häufig verunsichert. Sie fragen sich dann:

- Wie lange sind die Betroffenen überhaupt noch in der Lage zu arbeiten? Werden sie morgen pünktlich zur Arbeit erscheinen? Kann man sie allein arbeiten lassen?
- Besteht nicht die Gefahr, sie zu überfordern, zu viel von ihnen zu verlangen und sie damit zusätzlich unter Druck zu setzen, sie dadurch noch mehr zu schwächen, bis sie endgültig versagen?
- Stören Sie gewohnte Abläufe?
- Schaden sie vielleicht dem Image des Unternehmens?
- Was passiert, wenn sie die Kontrolle über sich verlieren?

Vielen haben im Kopf: Bei psychisch kranken Menschen kann man sich nie sicher sein, woran man ist. Oft gelten sie als unberechenbar und schwer fassbar. Für ihre Arbeitskollegen können sie zur Last werden, was wiederum der Qualität, den Abläufen und dem Klima im Unternehmen schadet. Ganz deutlich zum Ausdruck kommt diese Art von öffentlicher Meinung im Kommentar von Gerald Traufetter auf »Spiegel online« vom 13. 3. 2016 zum Abschlussbericht des Germanwings-Absturzes: »Aber depressive Piloten müssen auch aus einem anderen Grund unbedingt aus dem Cockpit ferngehalten werden. Denn depressive Piloten sind in gefährlichen Situationen überfordert, weil sie eine eingeschränkte Wahrnehmung haben und im Stress mental zusammenbrechen würden.« Eine solche Einschätzung ist nicht aufgrund fehlender Sorgfalt und fehlender Fachkenntnisse zustande gekommen. Wenn man einzelne Symptome aus der ICD-Klassifikation als Grundlage nimmt, wie es auch Ärzte und Ärztinnen tun, dann kann man sehr wohl zu einer solchen Meinung kommen.

Vorurteil versus Tatsachen

Es bestürzt mich immer wieder, wie hartnäckig sich Vorurteile und Vorverurteilungen Depressiver halten und so jenen, die schon genügend leiden, noch zusätzlich das Leben erschweren. Es wird zwar auch sehr viel Einfühlendes und Verständnisvolles über depressive Menschen geschrieben, die Medizin hält aber an ihrer Sichtweise fest, dass es sich bei der Depression um eine psychische Krankheit handelt. Hat man früher auf die Kirche gehört, so sind es heute die Medizin und vor allem ihre medizinischen Fachorganisationen, die in Bezug auf die öffentliche Meinung ausschlaggebend sind. An ihre Diagnosevorgaben halten sich Ärztinnen und Ärzte und mit ihnen die Krankenkassen, Versicherungen und die medizinischen und paramedizinischen Institutionen.

Wie bereits gesagt, richten sich Mediziner heute in ihrer Arbeit vor allem nach den gängigen Diagnosekriterien, die eine Depression näher beschreiben sollen. Doch welches Bild eines depressiven Menschen ergibt sich, wenn man nur die folgenden Symptomgruppen als ausschlaggebend für eine Diagnose betrachtet:

- Störungen der Konzentration, der Aufmerksamkeit und des Denkvermögens;
- depressive Stimmung (keine Trauer!);
- Interessenverlust, Freudlosigkeit;
- Antriebsmangel, erhöhte Ermüdbarkeit.

Wer möchte mit einem solchen Menschen eine Beziehung haben, wenn es heißt, dass er nur schwierig auszuhalten sei, eine Stimmung verbreite, die einen selbst runterzieht und von dem keine Ideen und Initiativen zu erwarten seien, der immer irgendwie abwesend sei und gar nicht auf den anderen eingehen könne?

Man könnte jetzt einwenden, dass dies eine bösartige und sehr einseitige Darstellung ist. Und sicher kämen auch wohlwollendere Beschreibungen infrage. Es soll aber hier aufgezeigt werden, dass negative Zuschreibungen Tür und Tor öffnen für abwertende, einseitige und ungerechte Urteile. Schaut man in die medizinisch begründeten Beschreibungen von depressiven Menschen, ist darin kaum je eine Aufzählung positiver Eigenschaften der Betroffenen zu finden.

Wer also möchte einen solchen Menschen einstellen, wer wäre bereit, ihm Verantwortung zu übergeben? Wer traute ihm zu, ein Projekt gemeinsam mit anderen in Angriff zu nehmen, um zu kreativen und neuen Lösungen zu kommen? Einen psychisch Kranken kann man sich zudem schon gar nicht als Vorgesetzten vorstellen. Er hätte nie die Qualifikation und bekäme von Mitarbeitern und Kollegen nie die Akzeptanz, die es für eine solche Führungsaufgabe braucht. Wer so argumentiert, kennt die Erfahrung nicht, die all jene machen, die mit depressiven Menschen in der latenten Phase ihrer Depression zu tun haben. Denn sie lernen diese Menschen als ausgeglichen, zuverlässig und hilfsbereit kennen, als echte Teamplayer und gute Kolleg:innen. Wie es in ihnen aussieht, steht auf einem anderen Blatt. Würde man den Menschen in den Vordergrund und die ICD-Symptome in den Hintergrund stellen, käme ein ganzheitlicheres Bild zustande. Ganzheitlich heißt: Es gibt Seiten, die es Menschen im Leben schwer machen, und solche, die ihn auszeichnen. Depressiven Menschen gerecht zu werden bedeutet zum Beispiel, anzuerkennen: Wer wie sie auf die Zähne beißen kann, lässt sich auch nicht durch innere und äußere Belastungen ablenken oder in seiner Arbeit beeinflussen.

Wer mit Betroffenen schon einmal zu tun hatte, weiß, dass das wahre Bild eigentlich ein ganz anderes ist:

- Depressive Menschen sind es gewohnt, sorgfältig und gewissenhaft zu arbeiten, obwohl sie belastet sind und sich mit sich selbst schwertun.
- Wer Zeit seines Lebens mit Angst zu kämpfen hat, hat auch Strategien entwickelt, wie er damit umgehen kann und sich von ihr nicht sonderlich beeinflussen lässt. Solche Menschen sind gewohnt, sich konsequent auf eine Arbeit oder ein Ziel zu fokussieren.
- Depressive Menschen sind leidensfähig, zäh und ausdauernd.

Dass Betroffene in unserer Gesellschaft nicht wirklich ernst genommen werden, hat wesentlich damit zu tun, dass man Menschen, die als psychisch krank gelten, ins Abseits stellt, weil sie »anders ticken«, nicht ganz klar sind und deshalb besonders behandelt werden müssen.

Schwer wiegt auch die häufige Verbindung von »psychisch krank« und »gewalttätig«. Als Anfang Oktober 2021 in Norwegen ein Mann mit Pfeil und Bogen fünf Menschen tötete, sprach man anfänglich von einem terroristischen Akt, später zog man als weitere Möglichkeit in Betracht, dass der Mann psychisch krank war. Letzteres mag zutreffen, und dennoch erweckt dies bei vielen den Eindruck, dass psychisch kranke Menschen *immer* unberechenbar, gefährlich und gewalttätig sein können und daher eine potenzielle Gefahr für ihre Mitmenschen darstellen. Jede und jeder weiß natürlich, dass dies nicht stimmt, weil es eben nur im Einzelfall zutrifft, aber das Bild bleibt in den Köpfen vieler haften.

Sind alte Menschen depressiv?

Es sind jedoch nicht nur Menschen im erwerbsfähigen Alter von diesen Vorurteilen betroffen, sondern auch eine Mehrzahl derer, bei denen eine »Altersdepression« diagnostiziert wird. Viele Verhaltensweisen betagter Menschen entsprechen auf den ersten Blick der Symptomatologie des ICD-10. Man könnte, wenn man nur kurz hinschaut, sehr wohl auf eine Depression schließen. Denn wenn jede belastete Stimmung als depressiv gewertet wird, muss eine große Zahl betagter Menschen als depressiv bezeichnet werden. Sicher sorgt die altersbedingte Abhängigkeit von externen Hilfen oder der Gedanke, vor einem Leben ohne Zukunft zu stehen, häufig für eine gedrückte Stimmung. Woran noch Spaß haben, wenn bald doch alles vorbei ist? Man ist dann schnell mit Beruhigungsmitteln und Antidepressiva bei der Hand, in dem festen Glauben, den Betroffenen damit einen Gefallen zu tun und ihnen zu einer besseren Lebensqualität zu verhelfen. Ich bin überzeugt, dass in den allermeisten Fällen eine gute Absicht dahintersteckt und man ans Wohl dieser Menschen denkt – aber eben auch an eine Entlastung der MitarbeiterInnen.

Alt zu werden mit all den körperlichen und sozialen Begleiterscheinungen fordert viel von den Betroffenen. Immer abhängiger zu werden, immer mehr auf Hilfe angewiesen zu sein, immer mehr körperliche Beschwerden und Einschränkungen hinnehmen zu müssen, macht müde und häufig verzweifelt und traurig. Betagte Menschen müssen unendlich viel leisten: umdenken, loslassen und Abschied nehmen, nicht zuletzt annehmen und aushalten von Trauer, Niedergeschlagenheit und Hoffnungslosigkeit. Nicht mehr lesen oder schreiben zu können und in seiner Mobilität eingeschränkt zu sein, vermittelt ihnen nicht unbedingt das Gefühl eines ausgefüllten Lebens. Wenn man sich in die Situation betagter Menschen hineinfühlt, dann ist nachvollziehbar, dass sie belastet und müde sind, dass sie ihr Leben nicht als gut oder wertvoll betrachten. Das sind aber ganz normale Reaktionen, Gedanken und Gefühle. Daran ist nichts Krankhaftes und auch nichts Depressives zu erkennen. Sie sind müde, ihnen geht es nicht gut und die Kraft, sich immer wieder gegen Gefühle und Gedanken von Sinnlosigkeit zu wehren, fehlt häufig. Dass sie dann manchmal schlecht gelaunt, mürrisch oder aggressiv sind, kann man ihnen nicht zum Vorwurf machen.

Weil die Depression so wenig differenziert behandelt wird, werden daher sehr viele betagte Menschen mit dem Etikett »depressiv« und »krank« versehen. Eng damit verbunden sind Eigenschaften wie unzurechnungsfähig und entscheidungsunfähig. Denkt man daran weiter, folgt daraus ebenfalls nicht handlungsfähig und nicht urteilsfähig. Was bleibt dann noch? Diese Menschen werden demontiert. Wo aber bleibt der Respekt davor, dass diese Menschen ein Leben lang eigenständig gelebt, Entscheidungen getroffen und Verantwortung getragen haben in Beruf und Familie? Dass sie als Eltern für die Familie gesorgt und sich engagiert haben in der Gesellschaft? Dass sie jetzt müde sind, nicht mehr so schnell denken und Zusammenhänge nicht immer sofort sehen und herstellen können, liegt auf der Hand. Sind sie aber deswegen unzurechnungsfähig, muss man sie deswegen bevormunden und entmündigen?

Viele mögen vielleicht die großen Zusammenhänge in der Politik nicht mehr erfassen, und das nicht zuletzt, weil diese in ihrem jetzigen Alltag nur noch eine geringe Rolle spielen, ihre

Welt klein und Alltägliches wichtiger geworden ist. Aber das Denken haben sie nicht verlernt. Sie wissen sehr wohl, was sie nicht wollen, was ihnen zusetzt und was für sie wichtig ist. Das Leben ihrer Kinder und Kindeskinder zum Beispiel verfolgen viele mit Interesse.

Wie stark das gängige Bild von Depression ins Leben dieser Menschen eingreift, zeigt sich auch im Zusammenhang mit dem Thema Suizid und assistiertem Suizid. Es ist leider nach wie vor üblich, die Gedanken und den Sterbewunsch betagter Menschen als Ausdruck einer Depression zu sehen. In dieser Betrachtungsweise ist das freiwillige Sterben Symptom und Folge dieser Krankheit und kein Ausdruck eigenständigen Denkens einer intakten Persönlichkeit. Damit aber wird aus dem alten Menschen mit seinen Ängsten und Befürchtungen ein kranker alter Mensch gemacht. Und als solcher ist er dann nicht mehr eigenverantwortlich, nicht mehr er selbst und daher auch nicht in der Lage, richtig entscheiden zu können. Wenn er nicht klar denken kann, wenn er »psychisch krank« ist, depressiv, ist er gefährdet, etwas zu tun, das er eigentlich gar nicht will. Man muss ihn vor sich selbst schützen, darf seinen Suizidwunsch nicht ernst nehmen. Andere entscheiden dann über ihn, beurteilen, ob der Sterbewunsch stimmig und rechtens ist und er überhaupt in der Lage, zu begreifen, welche Konsequenzen sein Wunsch haben wird. Daher liegt es am Arzt zu entscheiden, ob der Betreffende urteilsfähig ist oder nicht. Hier zeigt sich deutlich, wie demütigend und entwürdigend es für Betroffene sein kann, wenn der Zusammenhang zwischen Depression und psychischer Krankheit hergestellt wird. Für mich ist der Umgang mit Betagten und ihrem Wunsch nach assistiertem Suizid ein klares Zeichen, welches Bild von beiden heute noch in den Köpfen der Menschen herumgeistert. Auch hier geht es jedoch wie bei anderen Themen in diesem Umfeld um Respekt, Verantwortung und Würde.

Wer sich im Alter belastet fühlt, muss nicht krank und eingeschränkt sein. Wer im Alter Angst hat vor der Zukunft, sich mit Schmerzen herumschlägt und sich die Frage nach dem Sinn des Lebens stellt, kann vernünftig denken, auch wenn er in der Nacht nicht schlafen kann und am Tag nicht mit anderen sprechen mag, sich lieber zurückzieht und schweigt. Ältere Menschen sind häufig verlangsamt, und das nicht nur im Denken. Sie grübeln häufig und es geht ihnen vielfach nicht so gut. Häufig ist ihnen langweilig und sie sind stimmungsmäßig nicht immer stabil. Aber das alles ist weit weg von einer Depression und einer psychischen Krankheit.

Auch in diesem Zusammenhang ist es also wichtig, dass man davon wegkommt, eine Depression aufgrund festgeschriebener Symptome zu diagnostizieren, weil sonst eben auch ein Großteil der alten Menschen als depressiv angesehen werden muss. Sicher gibt es die Altersdepression, nämlich dann, wenn eine latente Depression manifest wird. Wie immer gilt es auch hier, depressive Muster und deren Entwicklung zu berücksichtigen. Und es gilt auch hier, gedrückte Stimmungen und fehlende Initiative primär als normale und situationsadäquate Reaktionen zu sehen. Das Alter und das Leben in einem Heim sind nicht an sich die Verursacher einer Depression.

Das Selbstbild depressiver Menschen

Depressive Menschen nehmen seismografisch auf, was über Depression im Alltag gesagt oder geschrieben wird. Zum Beispiel, dass die Depression nur kranke und schwache Menschen treffe, nur solche, die sich nicht zusammenreißen könnten und im Alltagsleben nicht zu gebrauchen seien. Sie nehmen auch wahr, dass all das, worum sie sich bemühen – Sorgfalt, Gewissenhaftigkeit und Loyalität –, nicht erwähnt wird, dass alles, was für sie sprechen könnte, für andere offensichtlich keinen Wert besitzt. Sie hören, wie über alte Menschen und über Suizid sowie über Depressive als psychisch Kranke gesprochen wird. Betroffene, die das alles aufnehmen, denken dann häufig:

»Wenn ich psychisch krank und damit nicht gesund und normal bin, kann ich mich auch nicht auf mich verlassen und mir vertrauen. Wenn ich nicht zurechnungsfähig bin, dann darf ich auch nicht entscheiden oder meinen Entscheidungen vertrauen, sondern ich muss mich vor mir selbst schützen. Wenn ich meine, etwas verstanden zu haben, kann ich nicht sicher sein, ob das stimmt und ob ich darauf bauen kann. Wie sollen sich denn andere auf mich verlassen können, wenn ich mir selbst nicht trauen kann und nicht weiß, ob ich etwas richtig erfasse oder nicht?«

Wer zu solchen Schlussfolgerungen kommt, denkt wahrscheinlich auch, dass man ihn nicht gernhaben und als wertvollen Menschen ansehen kann. Denn wer als krank und nicht zurechnungsfähig betrachtet wird, kann nicht davon ausgehen, dass man ihn ernst nimmt und ihm vertraut. Betroffene übernehmen diese Äußerungen und glauben fest daran, für andere nicht von Bedeutung zu sein, geschweige denn geschätzt oder respektiert zu werden. Sie verstricken sich immer mehr in ihrem Denken und Handeln in dieses Dilemma. Die Vorurteile formen eine Stimmung in der Gesellschaft, die einen wesentlichen Teil ihres Leidens ausmachen und dazu beitragen, dass sie sich zurückziehen und schweigen. Stimmungen, Vorurteile, Abwertungen und Stigmatisierungen tragen wir in uns, und wir lassen sie Betroffene bewusst und unbewusst erfahren. All dem können sie sich nicht entziehen. Man muss sich das vorstellen: Da geht es einem Menschen nicht gut, das würde schon genügen. Dazu aber kommt, dass man ihn als psychisch krank betrachtet. Das ist ein bisschen, nein, viel zu viel auf einmal. Da wundert es nicht, dass Depressive nicht gern von sich sprechen.

In meinem Buch »Depression ist keine Krankheit« weise ich auf einen Artikel im »Stern« über den Torhüter Robert Enke hin, der sich vor Jahren das Leben nahm. Dort stand: »Er (Robert Enke) war ein tapferer, starker Mensch. Und er hat die größte Kraft dafür verbraucht, sein Leiden vor uns allen zu verstecken.« Ein Satz, der für alle depressiven Menschen gilt und der in seiner ganzen Kürze das Wesentliche und Tragische, was Depression betrifft, zum Ausdruck bringt.

Wichtig ist, dass zukünftig in der Gesellschaft ein Verständnis von Depression vermittelt wird, aufgrund dessen sich andere nicht vor den Betroffenen fürchten und diese sich nicht schämen müssen. Sonst bleibt mit Depression immer auch das Unheimliche und Bedrohliche verbunden, dem der oder die Betroffene unterworfen und ausgeliefert ist.

Plädoyer für eine neue Depressionstheorie

Das Konzept von Depression, das ich im Folgenden vorlege und näher erläutere, soll einen verständnisvollen Zugang und ein fundierteres Verständnis der depressiven Persönlichkeit mit ihrem Erleben und Verhalten ermöglichen, indem es seinen Ausgangspunkt bei den Erfahrungen der Betroffenen selbst nimmt und nicht bei einer medizinischen und psychiatrischen Diagnostik. Denn das bisher von den Medizinern verwendete Diagnosemodell schafft ein diffuses und teilweise falsches Depressionsbild, das dringend einer Differenzierung bedarf. Erst *aus dem Verstehen heraus* und nicht anhand eines Symptomkatalogs kann man depressiven Menschen gerecht werden und die Depression wirklich erfassen. Eine bloße Aufzählung der Symptome bleibt an der Oberfläche und vermag nicht das Eigentliche der depressiven Persönlichkeit und des Lebens mit einer Depression zu umschreiben. Im Folgenden soll die Entwicklung depressiven Verhaltens zur erwachsenen depressiven Persönlichkeit vorgestellt werden, um die Differenziertheit und Vielschichtigkeit der Depression und der davon Betroffenen deutlich zu machen.

Ziel ist dabei immer die Ergänzung der bisherigen Diagnose der Depression, die notwendig ist für ein neues Verständnis. Entscheidend für die Diagnose muss meiner Meinung nach etwas sein, das unverwechselbar und eindeutig die Depression von ähnlichen Zuständen abhebt und damit ein prägnantes und klares Bild des depressiven Menschen zeichnet. Für mich sind das die *depressiven Muster, die zu einer Depression führen*, und damit eine Differenzierung des Krankheitsbegriffes im Zusammenhang mit der Depression ermöglichen.

Mein Depressionsverständnis habe ich bereits ausführlich in meinen vorherigen Veröffentlichungen dargestellt, vor allem in dem Buch »Sie haben es doch gut gemeint«, in dem ich meine Theorie zum ersten Mal publiziert habe. Alle entscheidenden Aspekte wie die Brüchigkeit der kindlichen Lebenssituation, das Moment der Überforderung, die depressiven Muster und ihre Entwicklung zur depressiven Persönlichkeit sind dort begründet und beschrieben.

Es ist mir ein Anliegen, in diesem Buch die von mir nun ergänzte Theorie in einer kurzen Zusammenfassung so darzustellen, dass sowohl die Leser:innen daraus einen Nutzen ziehen können, die mein Depressionsverständnis bereits kennen, als auch jene, denen es neu ist. Mehr Platz als in meinen bisherigen Büchern zum Thema soll dabei der Beschreibung der *depressiven Persönlichkeit* eingeräumt werden.

3. Kindheit und Depression

Die Entstehung depressiver Muster in der Kindheit

Bereits in der Kindheit gemachte Erfahrungen, die dann depressive Muster initiieren und sich weiterentwickeln, sind die notwendigen Bedingungen für eine Diagnose, dass ein Mensch wirklich depressiv ist. Eine besondere Rolle spielen dabei die Erfahrungen der *Überforderung* und der *Brüchigkeit.* Sie sind entscheidend für eine depressive Entwicklung und für das Ausformen der Erwachsenendepression.

Depressive Menschen haben bei allem Bemühen der Eltern in der Kindheit nicht die Erfahrung von Sicherheit und Geborgenheit machen können, wie sie sie gebraucht hätten. Fehlende Beständigkeit und Verlässlichkeit schafften ein Klima ständiger Unsicherheit und einer diffusen Bedrohung. Ihr Leben stand von Beginn an auf wackligem Boden, der ihrem Empfinden nach jederzeit einbrechen konnte. Diese Erfahrung der *Brüchigkeit* ist deshalb so einschneidend, weil Kinder in ihrer Schutzlosigkeit und Bedürftigkeit auf Sicherheit, Verbindlichkeit und Wärme angewiesen sind. Es sind die Erfahrungen, die ihnen Sicherheit, Vertrauen und Schutz genommen haben. Hinzu kam bei vielen die Erfahrung, sich *schuldig* zu fühlen, wenn jemand in der Familie traurig oder belastet war. Sich schuldig und verantwortlich zu fühlen für das Leiden und den Schmerz eines Eltern- oder Geschwisterteils wiegt schwer. Sich dieser Verantwortung stellen, um sich gleichzeitig von ihr zu befreien, kann man nur, indem man etwas tut, ins Handeln kommt. Dementsprechend fühlten sich diese Kinder aufgerufen, das zu tun, was sie meinten, in dieser Situation tun zu müssen. Weil ihr Verhalten aber in den wenigsten Fällen half, den Zustand der Eltern oder der Familie wirklich zu verbessern, bemühten sie sich noch mehr und blieben so noch stärker ausgerichtet auf die Eltern oder, anders ausgedrückt, gefangen im Bann der Angst und Bedrohung. Wie kann aber das Bemühen von Kindern erfolgreich sein, wenn die Eltern mit finanziellen Problemen belastet sind, es in der Beziehung kriselt, der Arbeitsplatz in Gefahr ist, eines der Kinder schwer krank oder die Beziehung zu den Großeltern belastet ist?

Der Beginn der depressiven Entwicklung zur Erwachsenendepression hat wesentlich mit folgenden Erfahrungen zu tun:

- fehlender oder ungenügender Halt,
- fehlendes oder ungenügendes Getragenwerden,
- fehlende oder ungenügende Sicherheit,
- keine oder zu wenig Wärme,
- Erfahrung der Brüchigkeit.

Es herrscht für die Kinder unterschwellig und über eine längere Zeit eine Stimmung der Bedrohung und der Unberechenbarkeit, auf die sie instinktiv reagieren. Ihr Leben erfahren sie als Bedrohung:

- ihres Zuhauses,
- ihrer Sicherheit,
- des Schutzes und der Unterstützung,
- der Zuwendung und Zuneigung,
- der Geborgenheit,
- ihres Alltags,
- für ihre Entwicklung und Entfaltung,
- ihrer Person und ihres Lebens.

Maßgebend für die ***Brüchigkeit***, die Kinder erleben, sind Erfahrungen:

- der Unberechenbarkeit,
- des Ausgeliefertseins,
- der Ohnmacht,
- der Angst und des Gefangenseins in der Angst,
- der Überforderung.

Betroffene Kinder haben Angst um die Eltern und sorgen sich um das Wohl der Familie. Daher werden sie aktiv und übernehmen Verantwortung. Ihre frühkindliche Situation prägt ihr Leben und stellt die Weichen für eine depressive Entwicklung. Es sind diese *Grunderfahrungen*, die ich in all meinen Therapien beobachten konnte. Es sind diese erinnerten Bilder, die erwachsene depressive Menschen mehr oder weniger klar in sich tragen: wie sie als Kinder und Jugendliche in ihrer Ursprungsfamilie gelebt, wie sie diese erfahren und wie sie darauf reagiert haben. Ich betrachte diese Kindheitserfahrungen als entscheidenden Auslöser für den Beginn einer depressiven Entwicklung. Ganz zentral geht es dabei um *Angst*.

Das ist das Grundmuster depressionsbegründender Konstellationen: Eltern, die zwar da sind, ihren Kindern aber aus welchen Gründen auch immer keinen wirklichen Halt und keine Sicherheit geben, auch wenn sie sich noch so sehr darum bemühen. Damit konstituieren sie ein Klima der Brüchigkeit und schaffen für die Kinder eine Situation ständiger Überforderung. Mit anderen Worten: Die Eltern schaffen aufgrund ihrer eigenen Überforderung eine Situation der Brüchigkeit. Um diese zu beseitigen oder überhaupt damit leben zu können, reagieren die Kinder in einer Weise, die sie überfordert, ohne aber zu ihrem Ziel zu gelangen. Das ist das Drama depressiver Menschen, dass sie sich für andere einsetzen, darin jedoch keinen Erfolg haben, dass sie einen Einsatz leisten, der sie viel kostet, aber ihnen nichts bringt.

Dass Eltern sich trennen oder scheiden lassen, kann für die Entwicklung einer Depression ebenfalls eine Rolle spielen. In der Phase vor, während und nach der Trennung oder Scheidung sind Kinder aber nicht automatisch gefährdet, in eine Depressionsentwicklung zu geraten, wenn:

- Eltern dafür sorgen, dass die Kinder keine Schuldgefühle entwickeln;
- sie sich nicht für den einen oder andern Elternteil entscheiden müssen;

- sie Sicherheit durch den einen oder anderen Elternteil erfahren;
- sie die Eltern nicht nur streitend oder leidend erleben;
- die Eltern sie nicht zu Ersatzpartnern machen oder zum Trösten missbrauchen;
- sie in der Phase des familiären Umbruchs nicht vergessen oder vernachlässigt werden.

Es ist also nicht die Scheidung an sich, die über eine depressive Entwicklung der Kinder entscheidet. Es ist vielmehr die Art, wie die Eltern mit der schwierigen Situation und miteinander umgehen und wie sehr sie sich bemühen, trotzdem ein Klima von Sicherheit, Wärme und Geborgenheit für die Kinder zu schaffen und ihnen mögliche auftretende Schuldgefühle zu nehmen.

Das brüchige Zuhause

Was sich in der Familie abspielt, ist für die Kinder lebenswichtig. Zudem werden dort die Weichen für ein ganzes Leben gestellt, weshalb die Eindrücke und die daraus von den Kindern gezogenen Schlüsse von so großer Bedeutung sind und sich so tief in die kindliche Seele eingraben. Die Kindheit depressiver Menschen war aber von dem Bemühen geprägt, immer für andere, in diesem Fall die Eltern, da zu sein, um auf diese Weise ein Mindestmaß an Sicherheit zu spüren. Sie waren gezwungen, daran festzuhalten, und gleichzeitig mussten sie damit scheitern. Alles, von dem die Kinder glauben, dass die Eltern es brauchen, dass sie es gernhaben, dass sie es von ihnen fordern könnten, wird in ihr Verhalten aufgenommen, und sie sind der Überzeugung, dass man es von ihnen auch so erwartet. Alles, was die Eltern stören, nerven, belasten oder ärgern könnte, versuchen sie von ihnen fernzuhalten. Sie mobilisieren dazu alle ihre Kräfte und gehen so über ihre Grenzen.

In dieser Atmosphäre von Brüchigkeit tun die Kinder alles, um die Situation zu stabilisieren, also auszugleichen und zu vermitteln, wenn Spannungen der Eltern sie belasten.

Diese Kinder versuchen:

- zu unterstützen, aufzumuntern, sich, wenn sie älter sind, die Probleme der Eltern anzuhören, Rat zu geben, wenn die Mutter (oder der Vater) nicht mehr mag, traurig und ratlos ist;
- bescheiden, wunschlos und glücklich zu sein, wenn finanzielle Schwierigkeiten die Eltern zu belasten scheinen;
- keine zusätzlichen Probleme zu machen, möglichst lieb und hilfreich zu sein, wenn das Unglück der Eltern sie belastet;
- möglichst viel im Haushalt zu übernehmen, auf Geschwister aufzupassen, wenn der Mutter (oder dem Vater) die Kraft dafür ausgeht;
- Tätigkeiten zu übernehmen, die sie eigentlich nicht machen möchten, weil sonst niemand da ist, der das übernehmen würde.

Allgemein gilt für sie als Maxime:

- hilfreich und lieb, groß und erwachsen zu sein, so, dass man die Eltern zeitlich, arbeitsmäßig, emotional und hinsichtlich eigener Schuldgefühle nicht belastet;
- sich zu opfern und aufzuopfern für die anderen und die eigenen Bedürfnisse und Wünsche hintanzustellen.

Sich auf diese Weise immer wieder der gegebenen Situation anzupassen und sich ausschließlich um andere zu kümmern *verhindert*, dass sie lernen:

- sich um sich selbst zu kümmern;
- auf sich und ihren Körper zu hören;
- sich selbst ernst zu nehmen;
- sich für sich einzusetzen und sich durchzusetzen;
- sich vorhandenen Konflikten zu stellen, sie auszutragen und zu versuchen, sie zu lösen.

Sich auf diese Weise immer mehr zurückzunehmen, führt zu *Selbstentfremdung* und zum *Selbstverlust*. Wenn Kinder nicht das bekommen, was sie brauchen, gewöhnen sie sich mit der Zeit ab, überhaupt etwas für sich zu beanspruchen oder das Bedürfnis danach zu haben. Sie werden zu Selbstversorgern, die alles mit sich selbst ausmachen. Vor allem bei Kindern depressiver, psychisch kranker oder kranker Eltern spielt die Rücksichtnahme, die Angst, die Eltern zu verlieren, das Mitleid und die Sorge um den leidenden Elternteil eine entscheidende Rolle. Auch fehlen in den betroffenen Familien erklärende Worte, die Kinder sind sich unsicher, was eigentlich los ist. Eine solche Situation wirkt fortwährend bedrohlich auf sie. Wenn man ihnen keine Erklärung anbietet, müssen sie sich selbst eine Erklärung suchen. Aber sie müssen sich auch selbst Sicherheit geben und sich stabilisieren. Das absorbiert Kräfte, die sie für ihre eigene Entfaltung einsetzen müssten.

Um mit der schwierigen Situation zurechtzukommen, schaffen sie sich häufig eine eigene Welt. Dort sind sie kreativ, dort geht es um sie, dort sind sie gut und leben in der Fantasie all das aus, was sie in der realen Welt nicht bekommen und nicht äußern. Ihre Innenwelt ist dank ihrer Fantasie meist farbig und ausgestaltet, was sich später in ihrer Empathie, ihrer Fähigkeit, sich in andere einzufühlen, positiv auswirken wird.

Dann gibt es noch die Kinder, die dieselbe Situation erfahren, sich aber statt ruhig zu werden auflehnen, aggressiv werden und ihr Verhalten anschließend mit schlechtem Gewissen bezahlen, aber auch mit noch weniger Zuwendung, Bestätigung und Unterstützung vonseiten der Eltern. Diese Kinder leiden nicht weniger, aber ihre Schuldgefühle und Ängste machen sie rebellisch und störrisch. Sie sind genauso einsam wie die angepassten Kinder und können ebenso in eine depressive Entwicklung geraten wie diese.

Bei der Entstehung depressiven Verhaltens geht es demnach darum, Angst, Verzweiflung und Verunsicherung in den Griff zu bekommen oder wenigstens zu verhindern, dass sie übermächtig werden. Die Kinder übernehmen instinktiv Verantwortung. Sie versuchen Kontinuität zu schaffen und zu sichern, Stress, Unsicherheit, Angst, aber auch Auflehnung zu bannen und damit umzugehen. Nur darum geht es ihnen. Einen anderen Ausweg können sie nicht finden. Daraus resultiert eine Angst, die sie ihr ganzes Leben begleiten wird. Was die Angst dieser Kinder betrifft, geht es immer um alles, immer um ihre gesamte Existenz, um die Angst, verlassen und im Stich gelassen zu werden, einsam zurückzubleiben, ohne Hilfe und Unterstützung von außen. Sie versuchen verzweifelt, Schuldgefühle zu reduzieren oder zu verhindern und Zurückweisungen oder Liebesverlust zu vermeiden, sich nicht allem ausgeliefert und ohnmächtig zu fühlen.

Betroffene Kinder verhalten sich wie kleine Erwachsene, sind vernünftig, hilfsbereit. Sie passen sich an, nehmen sich zurück, um es den Eltern nicht noch schwerer zu machen. Sie nehmen alle Stimmungen auf und spüren alle Regungen der Eltern. Sie machen, was sie glauben, tun zu müssen, ohne dass die Eltern entsprechend auf sie zugehen. Natürlich nehmen die Eltern diese Verhaltensweisen dankbar an, weil sie ihnen zur Hand gehen und sie sich dann nicht so sehr um die Kinder kümmern und sorgen müssen. Im »Blickwinkel«, dem Magazin der Luzerner Psychiatrie (Nr. 10/April 2020) äußerte sich eine Psychiatriepatientin so: »Die Therapeutin hat damals zu mir gesagt, ICH sei die Chefin der Behandlung! Ich traute meinen Ohren kaum. Dieser Satz aber machte mir klar, jetzt geht es um mich. Seit ich denken kann, wollte ich immer für andere das Beste und habe meinen Bedürfnissen in all den Jahren zu wenig Beachtung geschenkt!«

Am Anfang der depressiven Entwicklung steht eine angstmachende und subjektiv bedrohlich erlebte Situation, die von den Kindern und Jugendlichen aufgenommen und als Impuls zum Handeln umgesetzt wird. Es ist eine Brüchigkeit, die sie aufgrund ihrer erhöhten Sensibilität und Ausrichtung auf andere stärker wahrnehmen als andere Kinder.

Depressives Verhalten ist kein *vererbtes, sondern gelerntes Verhalten.* Die Depression wird nicht einfach von einer Generation zur anderen weitergegeben, aber die entsprechenden Familienkonstellationen können von einer auf die andere Generation übertragen werden. Zudem sind es auch nicht alle Geschwister in einer Familie, die depressives Verhalten lernen und umsetzen.

Die Weichenstellung für eine depressive Entwicklung in der Adoleszenz

Ich bin in meiner Tätigkeit erst nach einigen Jahren auf eine zweite Weichenstellung aufmerksam geworden, die in der Adoleszenz stattfindet. Ich betrachte diese ebenfalls als wichtig für eine neue Theorie der Depression, nicht zuletzt auch deshalb, weil sie meistens auf dem Boden einer familiären Konstellation beginnt, in der fehlender Halt und Sicherheit auch diese Lebensphase prägen. Kommen fehlende Sicherheit im Kindesalter und fehlende Akzeptanz im Jugendalter zusammen, ergibt sich daraus eine toxische Mischung, die umso deutlicher eine vorhandene depressive Entwicklung verstärkt.

Diese zweite Weichenstellung beginnt in der Jugendzeit, wenn die Peergroup, also die Freunde und Freundinnen für das Selbstbewusstsein wichtiger werden als die Eltern. In dieser Lebensphase spielen Gleichaltrige eine zentrale Rolle bezüglich der Selbstakzeptanz und der Entwicklung des Selbstwertes, die beide im Aufbau äußerst zerbrechlich sind. Jugendliche sind in diesem Alter besonders sensibel und verletzlich, was Akzeptanz und Anerkennung von Freunden und Freundinnen anbelangt. Sich angenommen oder abgelehnt zu fühlen ist entscheidend für ihre Persönlichkeitsentwicklung. Wer sich ständig als Außenseiter sieht, kann Verhaltensweisen übernehmen, die sich ebenfalls als depressive Verhaltensmuster in der Persönlichkeit verankern. Auch hier kommt den Phänomenen Überforderung und Brüchigkeit eine zentrale Bedeutung zu. Angenommen zu werden von Gleichaltrigen, dazuzugehören oder nicht, entscheidet für den Jugendlichen oder die Jugendliche über seinen oder ihren Wert und in welcher Richtung die weitere Entwicklung verläuft.

Nicht nur Kinder, auch Jugendliche reagieren sensibel auf ihre Umgebung, selbst wenn sie häufig einen anderen Eindruck vermitteln. Oft braucht es nicht viel, dass sie emotional ins Wanken geraten. Ohne eigenes Zutun oder Verschulden machen sie die Erfahrung, von anderen ausgegrenzt, abgewertet und verspottet zu werden. Es genügt, schlecht in der Schule zu sein oder als Streber zu gelten. Auch ein »falsches« Aussehen kann, besonders unter dem Einfluss Sozialer Medien, Grund dafür sein, weshalb sich Jugendliche nicht angenommen und glücklich fühlen und in eine Situation von Unsicherheit, Angst, Stress und Überforderung geraten.

So viele haben in diesem Alter Mühe mit sich selbst, weil ihnen etwas an sich nicht passt, sie sich nur noch darauf konzentrieren und nicht mehr davon loskommen, seien es eine unreine Haut, Übergewicht, eine schiefe Nase oder zu kleine Brüste. Zu groß, zu klein, zu unscheinbar – wer mit sich selbst nicht klarkommt, ist meist davon überzeugt, dass die Umgebung das genauso sieht. Da hilft es wenig, wenn Eltern noch so oft beteuern: »Du bist schön, wir lieben dich, wie du bist.« Entscheidend wird, was *andere* über einen denken.

Denn auch für Jugendliche sind Anerkennung und Akzeptanz noch elementare Bedürfnisse. Werden sie ihrem Empfinden nach nicht befriedigt, resultiert daraus die Angst, allein zu sein und nicht respektiert zu werden. Eine solche Angst erzeugt Stress, setzt unter Druck und überfordert, weil es für viele ohne die Befriedigung dieser Bedürfnisse oder Wünsche nicht geht und sie ständig mit diesem Manko und Makel beschäftigt sind. Nur wer von der Gruppe der Gleichaltrigen akzeptiert und als dazugehörig angesehen wird, *ist jemand*, so die Grundüberzeugung. Und folglich tun Jugendliche alles, wodurch sie Akzeptanz und Zugehörigkeit zu erreichen glauben: Sie passen sich an, übernehmen vielfach Verhaltensweisen, die ihnen nicht entsprechen und nicht zu ihnen passen. Das geht so weit, dass sie sich verleugnen, sich wichtiger und souveräner geben, als sie sind, ihre wahren Gefühle unterdrücken, Angst und Unsicherheit nicht zeigen, sich damit übergehen und nicht wirklich auf sich selbst hören.

Dafür zahlen sie jedoch einen hohen Preis: Sie überfordern, stressen und erschöpfen sich. Sie nehmen sich Sicherheit und Selbstvertrauen, lernen Verhaltensweisen, die ihnen nicht guttun, lassen sich demütigen und erniedrigen und setzen damit eine depressive Entwicklung in Gang. Mit ihrem Verhalten verhindern sie, an sich selbst zu wachsen und sich zu einer selbstbewussten und selbstsicheren Persönlichkeit zu entwickeln, Vertrauen in sich und die Welt zu gewinnen und aufzubauen. Das kostet sie eine Unmenge an Energie, Zeit und Raum. Häufig vernachlässigen sie ihre Aufgaben in der Schule, werden unzufrieden und aggressiv. Sie leiden, sind unglücklich und können und wollen in der Regel nicht darüber sprechen – am wenigsten mit ihren Eltern. Dadurch entwickeln sich bei ihnen depressive Verhaltensmuster bzw. verstärken sich die bereits vorhandenen massiv.

4. Was sind depressive Verhaltensmuster?

Die Entwicklung depressiver Verhaltensmuster

Ausgangspunkt depressiver Muster sind immer Lebenssituationen, die sowohl von den Kindern als auch den Jugendlichen als brüchig und bedrohlich erlebt werden. Dem wollen sie mit einem Verhalten entgegentreten, das ihnen Angst und Unsicherheit nehmen soll. Die Kinder sind stark, indem sie das tun, was sie für sich als ihre Aufgabe und Verantwortung sehen, und sie tun das mit ihren Mitteln. Und so geht es auch weiter: Verhindern und vermeiden nehmen in ihrem Leben einen wichtigen Platz ein, und die Angst spielt zudem eine entscheidende Rolle.

Am Anfang der Entwicklung hin zur Depression steht immer eine belastende Situation, die längere Zeit andauert *und* von den Kindern oder Jugendlichen eine entsprechende Reaktion erfordert. Hauptsächlich betroffen sind Kinder und Jugendliche, die besonders sensibel auf Unsicherheit und Brüchigkeit reagieren, denen solche Situationen oder Stimmungen tiefer gehen, sie mehr verunsichern oder ängstigen als andere. Häufig sind sie stärker und schneller betroffen als ihre Geschwister und brauchen mehr an Zuwendung, Bestätigung und Fürsorge als andere. Es sind auch Kinder und Jugendliche mit einem ausgeprägten Gespür dafür, was in ihrer unmittelbaren Umgebung los ist und die auf diese Weise mehr mitfühlen oder mitleiden als andere. Man kann in diesem Zusammenhang sicherlich auch von einer konstitutionellen Sensibilität und Verletzlichkeit sprechen, die Kinder unterscheidet. Ausführlich beschrieben sind die grundlegenden und depressionsfördernden familiären Umstände in meinem ersten Buch »Sie haben es doch gut gemeint«.

Depressive Verhaltensweisen sind hochdifferenzierte Anpassungsleistungen von Kindern und Jugendlichen an eine als bedroht empfundene Familien- und Lebenssituation. Es ist ein konstruktiver Beitrag, den die Kinder für ihre Familie und ihre eigene Sicherheit zu leisten versuchen.

Bei Jugendlichen finden sich vielfach auch brüchige Situationen im Kindesalter, entscheidender und tiefgreifender aber ist ihr Verhältnis zu den Gleichaltrigen. Sie erfahren diese Kontakte als brüchig, weil sie als Mensch abgewertet, abgelehnt und infrage gestellt werden, was sie in ihrem Selbstverständnis und in ihrer ganzen Existenz bedroht. Denn nicht dazuzugehören, heißt ausgeschlossen und isoliert zu sein, heißt, nicht »richtig« zu sein, und das in einer äußerst sensiblen Lebensphase.

Verhaltensweisen, die in der frühen Kindheit und im Jugendalter gelernt und umgesetzt und bis zum depressiven Lebensstil weiterentwickelt werden, sind maßgeblich für die Diagnose einer Depression bei Erwachsenen.

Im Gegensatz zur gängigen psychiatrischen Diagnostik handelt es sich für mich nur dann um eine Depression, wenn die von mir angesprochenen depressiven Verhaltensmuster das Handeln des Menschen bestimmt haben und weiter bestimmen. Sie sind der Kern und das Rückgrat jeder Depressionsdiagnose. Nachfolgend eine erste Zusammenstellung der Muster, die depressive Menschen in der Kindheit gelernt und im Lauf der Jahre automatisiert haben. Ich werde im Folgenden noch öfter darauf zurückkommen, weil sie für das Verständnis depressiver Menschen so entscheidend sind. Die in der Kindheit und Jugend erlernten Verhaltens- und Einstellungsmuster schaffen den depressiven erwachsenen Lebensstil. Sie werden neben anderen erworbenen oder ererbten Eigenschaften und integrierten familiären und gesellschaftlichen Werten Teil der Persönlichkeit, und zwar als Fundament und Rückgrat. Und um es noch einmal klar zu formulieren:

Die Entwicklung zur depressiven Persönlichkeit ist zunächst eine ***normale*** Reaktion auf entsprechende Situationen in der Kindheit und Jugend und ***keine*** pathologische Entwicklung.

Im letzten Kapitel habe ich Verhaltensweisen, Einstellungen und Haltungen beschrieben, die Kinder bewusst oder unbewusst ins Erwachsenenalter mit hineinnehmen. Sie alle gehören zu den depressiven Mustern und prägen je nach Persönlichkeit und Lebensumständen die Erscheinung und das Auftreten des depressiven Erwachsenen. Für die Diagnose einer Depression und auch um den depressiven Menschen möglichst exakt zu erfassen, hat sich eine Auswahl und Zusammenstellung der prägendsten und verbreitetsten Verhaltensweisen bewährt. Daraus lassen sich viele weitere ableiten.

- Die Betroffenen stellen sich stets in den Hintergrund und übergehen und vernachlässigen sich selbst. Sie nehmen sich und ihr Befinden nicht ernst und nicht wichtig. Sie geben sich keinen Wert.
- Sie machen alles mit sich selbst aus und wollen die anderen nicht belasten.
- Sie überfordern sich chronisch, indem sie über ihre physischen und psychischen Grenzen gehen und sich bemühen, alles richtig und es allen recht zu machen.
- Sie nehmen keine Rücksicht auf sich, weder psychisch noch physisch, indem sie sich selbst in ihrem Denken nicht miteinbeziehen und sich in ihrem Handeln nicht berücksichtigen.
- Sie sind ständig bestrebt, die tatsächlichen oder vermeintlichen Erwartungen anderer zu erfüllen. Sie tun alles, damit die anderen zufrieden sind. Eine Zufriedenheit mit sich selbst kennen sie nicht.
- Immer und überall fühlen sie sich verantwortlich und schuldig.

Als Kurzfassung der maßgeblichen Aspekte depressiver Muster könnte man die folgenden Punkte nennen:

- sich nicht ernst nehmen, eigene Grenzen nicht respektieren und sich überfordern;
- sich zurückstellen und übergehen;
- liebloser, fordernder und verständnisloser Umgang mit sich;
- es gibt kein Wollen, nur ein Müssen, ein Grundgefühl der Unfreiheit.

Wenn wir diese depressiven Muster anschauen, verwundert es nicht, dass sie den betreffenden Menschen kein gutes Selbst- und Lebensgefühl vermitteln. Depressive erwachsene Menschen sind nicht schwer zu verstehen, wenn wir weiter folgende Überlegungen anstellen: Wer sich seit seiner Kindheit übergeht, sich nicht um sich kümmert, streng und ohne Rücksicht und Verständnis mit sich umgeht, nimmt sich nicht ernst und überfordert sich. Wer mehr auf andere als auf sich selbst ausgerichtet ist und glaubt, nie zu genügen, lebt immer unter dem Druck und in dem Gefühl, etwas für andere tun zu müssen, sowie in der Angst, dabei zu versagen. Mit anderen Worten: sich buchstäblich für alles verantwortlich und schuldig zu fühlen. Jedes »Jetzt« wird zum »Immer« und jedes »Nicht« zum »Nie«. Von sich selbst verlangt man alles, von den anderen nichts. Die Folgen macht man mit sich allein aus.

Es sind die zusammenhängenden und zusammenspielenden Wirkungen der depressiven Muster, die im Lauf der Jahre den individuellen Zustand der jeweiligen Depression konstituieren. Und nur die depressiven Denk- und Verhaltensmuster und ihre verschiedenen Manifestationen sind die Kriterien einer wirklichen Depression. Daher sind nur jene Symptome, die Resultat dieser Muster sind, auch Symptome einer Depression.

Die Depression ist ein Jahre andauernder, den Menschen belastender Zustand. Er betrifft die ganze Person, prägt den gesamten Lebensstil und die Persönlichkeit. Die Erfahrungen von Überforderung und Brüchigkeit, die depressive Menschen als Kinder und Jugendliche machten, sind entscheidend für die Bildung depressiver Verhaltensmuster, die über Jahre unbemerkt als ***latente Depression*** das Leben der Betroffenen bestimmen. Wenn die Überforderung und der Stress, die diese Verhaltensweisen auslösen, zu viel werden, kippt der depressive Zustand in einen manifesten und pathologischen Zustand. Dann zeigt sich das Bild des depressiven Menschen vorwiegend in den Symptomen der ICD-10-Klassifikation, dann sind die depressiven Menschen krank.

Gefangen in depressiven Verhaltensmustern

Das Verhalten entsprechend den depressiven Mustern war ursprünglich die einzige Möglichkeit, wie betroffene Kinder und Jugendliche Sicherheit, Stabilität und Ruhe erfahren können. Im Lauf der Jahre helfen diese Muster aber nicht mehr dabei, Probleme zu lösen, sondern werden selbst zu einem Problem. Wenn sich depressive Menschen – anfänglich Kinder und Jugendliche – all die Jahre nicht wichtig und ernst nehmen, wenn sie mehr auf die anderen als auf sich ausgerichtet sind, können sie nur schwer einen neuen Umgang mit sich lernen. Ihr Denken und Verhalten werden daher immer starrer und ängstlicher. Sie können sich förmlich dabei zusehen, wie sie stetig unglücklicher werden Das Leiden depressiver Menschen ist daher immer auch oder vor allem ein Leiden an sich selbst.

Die depressiven Muster halten die Betroffenen in diesen Verhaltensweisen und Einstellungen gefangen und verhindern neue Sichtweisen und damit ein neues Lebensgefühl und neue Erfahrungen. Sie bestimmen und dominieren das Leben der Betroffenen, die dadurch immer mehr zu Sklaven dieser Muster werden. Depressive Menschen fühlen sich ihnen gegenüber ohnmächtig, sie können nicht anders reagieren oder alternative Verhaltensweisen einsetzen. Sie sehen auch kaum Möglichkeiten, auf ihre Lebenssituation Einfluss zu nehmen. Versuchen sie Überforderungen abzubauen, schaffen sie sich meist wieder neue, indem sie zu schnell und zu viel von sich erwarten. Dieses Unvermögen auszuhalten, belastet. Die Ohnmacht und erlebte Hilflosigkeit kosten viel Energie und zwingen sie dazu, noch mehr Kräfte zu mobilisieren, was sie zusätzlich überfordert und erschöpft. Hier ein paar Beispiele für solche Energiefresser:

- Immer für die anderen da zu sein, weil man glaubt, es zu müssen und dass es von einem erwartet und verlangt wird, obwohl man es eigentlich gar nicht will.
- Immer alles mit letzter Anstrengung zu tun.
- Sich immer belastet zu fühlen und etwas mit schlechtem Gewissen zu erledigen.
- Immer etwas zu tun, ohne dass das Vorherige abgeschlossen ist.
- Sich ständig zu fragen: »Was denken die anderen? Was hätte ich anders machen müssen? Warum habe ich nicht Nein gesagt?«
- Mit ständigen Selbstvorwürfen zu leben.
- Bei allem, was man tut, an sich zu zweifeln, sich infrage zu stellen und abzuwerten.
- Sich stets gedrängt und verpflichtet zu fühlen.
- Alles ohne innere Anteilnahme zu tun, ohne inneres Feuer, halbherzig und doch das Äußerste von sich zu verlangen.
- Sich ständig beobachtet zu fühlen.
- Das Gefühl zu haben, sich immer in einer Art Prüfungssituation zu befinden.
- Das Gefühl zu haben, dass es immer um alles geht, dass bei allem Image, Ruf und Existenz auf dem Spiel stehen.
- Immer im Zwiespalt und innerlich zerrissen zu sein, zu wollen und nicht zu wollen.
- Immer neu um Selbstachtung und Selbstwert zu kämpfen.
- Angst davor zu haben, sich von den Erwartungen anderer zu befreien.

Die Starrheit der Muster

Depressive Erwachsene betrachten ihr Verhalten, ihr Erleben und Fühlen als gegeben. Die Destruktivität dieser Muster ist ihnen nur selten wirklich bewusst. Deshalb merken sie auch nicht, wie verhängnisvoll und lebensfeindlich eine solche Lebensstrategie ist. Sie erfahren immer wieder neu, wie viel Kraft und Energie sie ihr Leben kostet, und realisieren, dass sie nicht glücklich und zufrieden sind und dass alles im Lauf der Jahre immer noch mühsamer, festgefahrener und freudloser geworden ist. Wenn sie versuchen, mehr Licht, Freude und Zufriedenheit in ihr Leben zu bringen, gelingt das kaum. Die Muster sind zu starr und zu festgefahren.

Diese Starrheit und Unveränderlichkeit ist Ergebnis einer *Chronifizierung* der depressiven Muster. Das heißt, dass diese im Lauf der Jahre immer starrer geworden sind. Sie sind in früher Kindheit entwickelt und in das persönliche Lern- und Lebensprogramm aufgenommen worden. Es finden keine neuen Lernprozesse statt. Und deshalb lassen sich diese Muster auch nicht einfach auflösen oder ändern. Sie sind zu festen und prägenden Bestandteilen der Persönlichkeit geworden. Sie werden als ich-nah, als zu einem gehörend betrachtet und weder als fremd noch als krank erfahren.

Depressive Menschen möchten besser und unbelasteter leben und so sein, wie die anderen sie sehen, nämlich patent und stets hilfsbereit. Aber bei allem Bemühen gelingt ihnen das nicht. Dafür sind die Muster zu stark und zu verfestigt. Kürzlich in Reaktion auf bestimmte Lebenssituationen entstandene, also jüngere Muster sind flexibler und modifizierbarer, auch angepasster an die aktuellen Gegebenheiten. Aber die frühkindlich erworbenen Muster sind widerstandsfähiger, sie lassen sich nicht so leicht übergehen und in ihrer Ausprägung und Wirkung abschwächen. Dass diese Muster so starr sind, heißt deshalb auch, dass noch so gute neue Erfahrungen kein neues Selbstbild und kein neues Selbstvertrauen zu schaffen vermögen.

Die Selbsteinschätzung depressiver Menschen bleibt auf diese Weise resistent gegenüber allen positiven Rückmeldungen. Und das ist das Deprimierende für die Betroffenen. Sie sind erfolgreich und werden geschätzt, und doch bleiben Ängste, Zweifel und Minderwertigkeitsgefühle. Was sie auch unternehmen, sie fühlen sich nicht besser und sie gehen nicht mit weniger Ängsten an die nächste Aufgabe heran. Für sie wird es damit nicht einfacher, im Gegenteil, jetzt müssen sie zu ihren eigenen auch noch die gesteigerten Erwartungen der anderen erfüllen. Sie werden Opfer ihres »Erfolgs« und können sich noch weniger entspannt und überzeugt neuen Aufgaben widmen. So sind sie immer verkrampft und stehen ständig unter Druck. Ihr Tun und Trachten wird von keinem Erfolg gekrönt, stattdessen rechnen sie immer mit einer möglichen Niederlage und einem möglichen Versagen. Ihr Alltag wird zu einer permanenten Prüfungssituation. Diesen Zustand auszuhalten und damit weiterzumachen, sich für andere einzusetzen, immer zur Stelle zu sein, den Menschen Freude zu bereiten und für sie da zu sein, das verdient Achtung und Respekt. Depressive schonen sich nicht, nehmen keine Rücksicht auf sich und ihre Kräfte.

Aber es gibt immer Wege zu einem besseren Leben, und auch die Muster sind nicht unveränderlich. Das ist das Positive: Bei aller Starr- und Sturheit, bei aller Unbeweglichkeit der depressiven Muster ist ein Ausstieg aus der Depression möglich. Und das wiederum hat nicht zuletzt mit den depressiven Menschen selbst und ihrer Persönlichkeit zu tun. Denn sie verfügen über die besten Voraussetzungen, um das aus eigenen Kräften zu schaffen und frei zu werden. Nur in der letzten und extremen Phase der depressiven Entwicklung sind sie auf Medikamente angewiesen.

Lebensbedingungen für eine nichtdepressive Entwicklung

Den Ausführungen über die depressive Entwicklung möchte ich ein paar Gedanken über Aspekte einer nichtdepressiven Entwicklung vorausschicken. Sie sollen helfen, diese klarer erfassen und einordnen zu können.

Konstruktive und kinderfreundliche Lebensbedingungen sind solche, in denen Kinder ihre Entwicklung und ihr Wachstum uneingeschränkt leben können, sich beschützt und in Sicherheit fühlen, getragen und geliebt. »Meine Eltern sind für mich da, auf sie kann ich mich verlassen, mir kann nichts passieren, sie tun alles für mich«, so ließe sich das Grundvertrauen dieser Kinder formulieren.

Für Eltern würde das bedeuten, dass sie auf sich achten und ihre Verantwortung für sich, ihre Beziehung und die Erziehung der Kinder ernst nehmen. Sie sind für die Kinder da, geben ihnen das Recht und den Raum, Kinder zu sein, lernen und Fehler machen zu dürfen, ohne abgelehnt zu werden. So können sich die Kinder entfalten, ihre Kräfte für sich einsetzen und ihre Stärken und ihre Persönlichkeit entwickeln. Es ermöglicht ihnen, ihren Weg zu gehen, ihre Beziehung zu Mitmenschen und zur Welt aufzubauen und Sicherheit zu finden in sich, im Verhältnis zu ihren Mitmenschen und in die Welt. So lernen sie, Verantwortung für sich und andere zu übernehmen.

Man selbst sein zu können und zu dürfen, die eigene, ganz persönliche Entwicklung zu leben und anderen nicht vormachen zu müssen, etwas zu sein, das man nicht ist: Das ist der Hintergrund für eine optimale und kindergerechte Entwicklung hin zu zufriedenen, teamfähigen und selbstbewussten Menschen.

5. Die verschiedenen Phasen der Depression

Die latente Depression

Jede Entwicklung zum erwachsenen Menschen ist einmalig. Dabei werden gewisse Werte und Fähigkeiten betont, andere vernachlässigt. Auch innerhalb einer Familie unterscheiden sich die Entwicklungslinien der einzelnen Kinder. Nicht jede Entwicklung führt jedoch zur größtmöglichen Entfaltung einer Person. Gerade die depressive Entwicklung demonstriert das fast exemplarisch, weil am Schluss dieses Prozesses die Erschöpfung und totale Überforderung stehen können. Die depressive Entwicklung erlaubt nur wenig Spielraum für die persönliche Entfaltung. Darüber hinaus betont sie Haltungen und Verhaltensweisen, die es den Betroffenen schwierig machen, einen positiven Bezug zu sich und zum Leben aufzubauen. Diese eher schwierigen Seiten sind aber deshalb nicht weniger »normal« als Entwicklungsprozesse anderer Kinder. Der Prozess läuft unbemerkt und unauffällig ab. Deshalb sehen depressive Menschen ihre Entwicklung und ihr Leben auch nicht als etwas Spezielles und sich selbst nicht als krank. Sie sind depressiv, ohne sich so zu betrachten, und so tauchen sie in der medizinischen oder psychiatrischen Diagnostik nicht auf, weil sie (noch) nicht der Norm der ICD-10-Symptomatik entsprechen. Sie bleiben unter dem Radar von Fachleuten, und das, obwohl sie hochgradig depressiv sind, allerdings *verborgen und latent.*

Depressive Menschen leiden und leben ständig am Limit, ohne dass andere etwas davon bemerken oder auch nur im Entferntesten auf den Gedanken kämen, dass sie depressiv sein könnten. Menschen mit *latenter oder verborgener Depression*, die sich noch nicht mit den im ICD-10 genannten Symptomen bemerkbar macht, daher auch nicht ins traditionelle medizinische Bild der Depression passen, sollen in der neuen Theorie einen entsprechenden Platz einnehmen. Sie sollen die Beachtung und Bedeutung erfahren, die ihnen zusteht. Wenn das Bild der Depression wie bisher nur von den Symptomen, die im ICD-10 aufgeführt sind, bestimmt wird, kommen die latent Depressiven darin nicht vor, dann gibt es sie nicht, obwohl sie zahlenmäßig die der schweren, manifesten Formen weit übertreffen. Das Fatale ist, dass auf der anderen Seite all jene, die nur im Ansatz Zeichen der in der psychiatrischen Systematik aufgeführten Symptome zeigen, als depressiv bezeichnet und entsprechend medikamentös behandelt werden. Die Statistiken gehen daher entsprechend von einer sehr hohen Anzahl depressiv kranker Menschen aus.

Zahlen spielen eine nicht zu unterschätzende Rolle, wenn es um das Bild depressiver Menschen geht. Sie können erschlagen und ängstigen. Zahlen suggerieren Wahrheit und dass es vor ihnen kein Entrinnen gibt. Wenn sie zusätzlich noch von der Weltgesundheitsorganisation oder von renommierten Universitäten stammen, gibt es scheinbar keine Zweifel mehr, dann sind sie sakrosankt. Gemäß der Weltgesundheitsorganisation »sind Depressionen weltweit eine häufige Erkrankung, von der schätzungsweise 3,8 Prozent der Weltbevölkerung betroffen sind, davon 5,0 Prozent unter Erwachsenen und 5,7 Prozent unter Erwachsenen über 60 Jahren. Etwa 280 Millionen Menschen auf der Welt leiden an Depression« (WHO, Artikel »Depression« vom 13. September 2021). Zahlen werden als Argumente herangezogen, um Aussagen zu belegen und zu untermauern. Im Verständnis der meisten Menschen spiegeln sie zudem harte Fakten und nicht subjektive Meinungen und irgendwelche Annahmen wider. »Zahlen lügen nicht.«

Wer sich über Jahre oder Jahrzehnte hinweg überfordert, ist gezeichnet. Wenn es zum Lebensstil wird, sich zu übergehen, führt das in die Depression, das heißt: zu Zuständen permanenter Erschöpfung, chronischer Überforderung und dauerndem Stress. Betroffene sind all die Jahre depressiv, auch wenn sie das selbst so nicht sehen können und ihr wahrer Zustand auch von anderen so nicht erkannt wird. Subjektiv geht es ihnen in dieser *latenten* Phase häufig schlecht, sie fühlen sich unfähig, Freude, Interesse oder Lust zu erleben. Ihnen ist nicht wohl mit ihrem Leben, sie fühlen sich unfrei, unter Druck, müde, ausgelaugt und nicht in der Lage, glücklich oder zufrieden zu sein. Nie wirklich befreit, nie wirklich ausgelassen. Wenn sie es dennoch sind, dann nur, indem sie anderen gegenüber so tun »als ob«, ihnen also etwas vorspielen. Wenn wir einige der depressiven Muster anschauen, ist leicht verständlich, dass diese, wenn sie zunehmend ausgeprägter werden, dem betreffenden Menschen kein gutes Selbst- und Lebensgefühl vermitteln können: Immer leben Betroffene in dem Gefühl, nicht zu genügen, und mit der Angst zu versagen, sich in ihrem Handeln nicht selbst zu berücksichtigen, sich selbst respekt- und verständnislos zu behandeln.

In der Phase der *Latenzdepression* zeigen sich Betroffene häufig nach außen dennoch ausgeglichen und voller Kraft, innerlich aber fühlen sie sich meist unsicher, schlecht, kraftlos und häufig leer. So innerlich gespalten zu leben, verbraucht immens viel Energie. Latent depressive Menschen leiden nicht weniger intensiv und sie sind nicht weniger depressiv als jene, die offiziell als depressiv gelten. Aber die Latenzdepression ist ein *heimliches* und *unheimliches* Leiden, weil es als solches nicht erkannt wird, weder von ihnen selbst noch von anderen. Ein einsames Leiden ist ein trauriges Leiden, selbst wenn wir von einer *Krankheit* im Latenzzustand der Depression noch nicht sprechen können.

Wie jemand diese depressive Latenzzeit erlebt, hängt nicht zuletzt davon ab, welche der depressiven Muster besonders wirksam oder dominant sind. Die Depression ist stets mit der Lebensgeschichte der betreffenden Person verbunden. Die jahrelange Überforderung und die permanente Erschöpfung und der Dauerstress führen irgendwann zum *Zusammenbruch*. Dieser kann aber verhindert werden, wenn der Zustand von einer Fachperson *vorher* als Depression erkannt wird oder der Depressive selbst erkennt, dass er oder sie depressiv ist. Dann erfährt er auch, dass es einen Weg aus der Depression gibt. So kann ein nächster Schritt, der in die *manifeste Depression* führt, verhindert werden. Betroffene erfahren sich in der latenten Phase noch nicht als in einem krankhaften Zustand oder in einer Ausnahmesituation befindlich. Sie haben immer noch die Kontrolle über sich und ihr Leben ist noch nicht aus dem Ruder gelaufen, auch wenn sie ihren Zustand immer weniger verheimlichen können und die Symptome einer Depression, wie sie die Schulmedizin aufführt, immer sichtbarer werden.

Erst wenn die Erschöpfung so groß ist, dass der depressive Mensch sich mit ihr beschäftigen *muss* – in der letzten Teilphase der Latenzdepression, die ich als *Vormanifestdepression* bezeichne –, merkt er, wie abgrundtief und scheinbar ohne Möglichkeit zur Erholung diese Müdigkeit ist und dass er diese schon über Jahre mit sich herumschleppt. Seine Zähigkeit trägt dazu bei, dass er trotz seiner chronischen Erschöpfung nicht aufgibt und die Depression sich deshalb in dieser Phase vorwiegend in Stress- und Erschöpfungssymptomen manifestiert. Die *Vormanifestdepression* ist die letzte Phase der Latenzdepression.

Es ist aber nicht der Stress an sich, der eine Depression auslöst, sondern die erlernten depressiven Muster, die zu Stress, Erschöpfung und Überforderung führen. Nur auf diese Weise kann man Stress und Überforderung als Vorläufer einer manifesten Depression betrachten.

Die manifeste Depression

Irgendwann sind das Abwehr- und Immunsystem nachhaltig geschwächt – mit allen Folgeerscheinungen. Dann ist die Angst zu groß, der Druck zu stark, und es fehlt die Kraft, sich immer wieder neu zu motivieren und sich zu überwinden. Betroffene fühlen sich, als sei ihnen der Stecker gezogen worden. Dann spreche ich von der *manifesten, der sichtbaren Depression,* dann sprechen wir von der Depression als einer Krankheit.

Der Übergang kann schleichend sein oder sich sehr schnell vollziehen. Häufig sind Betroffene überrascht von der Tragweite dieser Veränderungen, was nicht verwundert, werden doch erste Anzeichen, auch wenn sie immer deutlicher werden, oft übersehen, vernachlässigt oder verdrängt. Mit dem Zusammenbruch und dem Beginn der Manifestdepression kommen alle Symptome zum Tragen, die sich schon in der vormanifesten Phase zeigten und die im ICD-10-Katalog aufgelistet sind, manchmal auch begleitet von körperlichen Symptomen.

Der Übergang in den manifesten Zustand ist der letzte und logische Schritt einer ganzheitlichen Entwicklung. Der damit erreichte Zustand ist in der Intensität des Leidens und in seinen psychischen, physischen und sozialen Auswirkungen ein Krankheitszustand. Jetzt kann oder muss man von einer Krankheit sprechen. In dieser Phase geht es nicht mehr ohne Medikamente und häufig auch nicht ohne Hospitalisierung.

Krank ist ein depressiver Mensch dann, wenn sein Zustand das Fortführen des bisherigen privaten und beruflichen Lebens erschwert oder verunmöglicht und der Einsatz von Medikamenten oder eine Hospitalisierung mit dem Erreichen der manifesten Depressionsphase notwendig werden. In dieser Phase kann man von der Depression als einer Krankheit sprechen. Die Mehrzahl der depressiven Menschen gerät nicht in diesen extremen Zustand und bleibt im latenten, der für sich genommen keinen Krankheitscharakter oder Krankheitswert hat.

Jede Depression hat mit Unfreiheit und Zwang zu tun. Alle depressiven Menschen erschöpfen, übergehen und überfordern sich und alle folgen den gleichen depressiven Mustern. Die einstige Überlebensstrategie wird zu einer Überforderungsstrategie und diese wiederum zu ihrer persönlichen Lebensstrategie.

Depressive Muster: Freund und Feind

Depressive Erwachsene haben die Gefühle von Verunsicherung ebenso wie ihre Verhaltensmuster aus der frühen Kindheit mit ins Erwachsenenalter genommen. Bei Kindern entwickeln sich depressive Muster häufig in Familien, die von außen als vorbildlich, beispielhaft und problemlos betrachtet werden. Das ist kein Zufall, weil hier ein Teil der depressiven Muster als Familienwert oder Familienstil gelebt und weitergegeben wird. Ein Stil, bei dem die Werte des Angepasstseins, des Problemlosen hochgehalten werden und bei dem es sehr wichtig ist, was andere Menschen von einem denken. Diese Haltung wird den Depressiven auch im Erwachsenenalter viel an Freiheit, Sorglosigkeit und Spontaneität nehmen. Das Gefühl, nicht frei zu sein, nicht unabhängig entscheiden zu können, wird ihre Befindlichkeit im Alltag prägen.

Die depressive Persönlichkeit ist in ihrer Grundstruktur durch die depressiven Muster festgelegt. Sie sind meist prägender und dominanter als andere Persönlichkeitsaspekte, seien sie nun erworben oder vererbt. Wer sich so verhalten muss, wie die Muster es vorgeben, hat es nicht besonders leicht im Leben, weil diese verschiedenste Einschränkungen nach sich ziehen:

- Betroffene können sich schlecht für sich einsetzen und sich wehren. Sie sind sich selbst ein schlechter Anwalt und Fürsprecher.
- Sie haben Mühe, sich zu entscheiden und »Ich« oder »Ich will« zu sagen.
- Sie setzen sich immer wieder über sich selbst hinweg, indem sie Dinge tun, die sie eigentlich nicht tun wollen, aber meinen, tun zu müssen.

Es gibt so viel Widersprüchliches in der Persönlichkeit der depressiven Menschen, dass es ihnen schwerfällt zu verstehen, wer sie sind und was sie als Person eigentlich ausmacht. So zu leben, sich fremd zu sein, ist nicht einfach. Depressive haben nicht gelernt, sich wichtig zu nehmen. Zufriedenheit und Gelassenheit gehören deshalb nicht unbedingt zu ihren wichtigsten Befindlichkeiten. Sie überzeugen durch ihre Leistung, durch Eigenschaften wie Treue, Anstand und Verantwortungsgefühl. Sie sind stark in leisen Tönen und in stiller Präsenz, in ihrer Loyalität und Solidarität. Sie sind nicht aggressiv, nicht fordernd und nicht schwierig. Sie scheinen zufrieden, ohne besondere Bedürfnisse und große Probleme zu haben.

Nicht alle diese Haltungen und Verhaltensweisen können wir bei betroffenen Menschen erkennen. Viele der genannten Muster haben sich nicht zu prägenden Charakterzügen entwickelt, während neue, aus ihrem konkreten und aktuellen Leben entstandene, bevorzugte oder besonders häufig verwendete Verhaltensweisen in ihre Persönlichkeit aufgenommen und integriert wurden und damit auch das Selbstbild mitformten. Jeder depressive Mensch ist ein Unikat, den meisten gemeinsam ist aber dennoch ein tiefes Gefühl der Einsamkeit und Traurigkeit.

Was sie wollen, ist weniger wichtig als das, was andere wollen. Was zur Folge hat, dass sie sich ständig bemühen, keine Probleme zu machen, nicht in Konflikt zu geraten, sondern alles tun, um Schwierigkeiten aus der Welt zu schaffen oder gar nicht erst entstehen zu lassen. Ihr erster Impuls ist meist, für den anderen zu denken und zu handeln. Für sie selbst bleibt da nur noch wenig Platz. Sich ja nicht nach vorne zu drängen, lieber hintenanzustehen und lieber Ja als Nein zu sagen sind Folgen daraus, dass sie sich selbst nicht so wichtig nehmen. Sie stellen ihr Licht unter den Scheffel und werden häufig schlechter beurteilt, als sie sind. Bescheidenheit, Rücksichtnahme werden in der heutigen Zeit nicht immer geschätzt und belohnt und stehen oft einer beruflichen Karriere im Weg.

Die Starrheit der Muster, die im Lauf der Jahre stetig zunimmt, bedeutet für den depressiven erwachsenen Menschen zunehmende Unfreiheit. Die Muster machen ihn zu seinem eigenen Feind und zum Verräter an sich selbst. Er ist sich selbst keine Hilfe, sondern eine Belastung. Zu erfahren, wie wenig er verändern kann, und nicht zu wissen, wie er das überhaupt angehen könnte, macht ihn alles andere als selbstsicher und zufrieden. Sich ein Problem zu sein und sich als ohnmächtig zu erfahren, verstärkt das Gefühl, nicht zu genügen und versagt zu haben.

Paradoxerweise sind es nicht zuletzt diese Erfahrungen, die Betroffene dennoch robuster und belastbarer machen. In den depressiven Mustern gefangen zu sein und trotzdem das eigene Leben zu meistern und den Anforderungen des Alltags nachzukommen, macht sie stark. Sie sind es gewohnt, nicht groß beachtet zu werden und in schlechter Stimmung und Verfassung zu leben. Es braucht einiges, bis sie aufgeben. Sich immer wieder aufzurappeln und weiterzugehen ist ihr Leitmotiv. Nie lassen sie sich einmal gehen und tun nur das, was sie wollen. Ihr ganzes Verhalten passt so ganz und gar nicht zu den Vorurteilen, die mit einer Depression verknüpft sind. Ihre Fähigkeit, mit schwierigen und belastenden Situationen umzugehen, ist ein wesentlicher Teil der depressiven Persönlichkeit und macht Betroffene zu zuverlässigen Mitmenschen und Mitarbeitern. Sie beißen sich durch. Und nicht zuletzt deshalb ist ein Suizid bei allem Elend und bei aller Verzweiflung für die wenigsten von ihnen eine Lösung.

Dass sie nicht den schnellen Erfolg brauchen und sich selbst zu motivieren und anzutreiben in der Lage sind, gehört ebenso zu ihrem Auftreten. Sie sind nicht anders, sondern eben eher »normal«. Weil das schwer auszuhalten und zu leben ist, macht es sie wiederum besonders einfühlsam und hilfsbereit gegenüber anderen. Das ist ihr Verhängnis, aber auch ihr Kapital.

Wenn sie mehr auf sich selbst achten und für sich sorgen würden, wenn es ihnen gelingen könnte, zufrieden mit sich oder gar stolz auf sich zu sein, dann würde sich für sie vieles zum Positiven wenden. Beim Ausstieg aus der Depression geht es genau um diese Punkte: Sie selbst stehen jetzt im Zentrum, endlich geht es einmal nur um sie:

- Selbstbestimmung, Selbstachtung und Selbstbewusstsein werden zu tragfähigen Stützen und Orientierungspunkten ihres Lebens.
- Stolz auf sich und zufrieden mit sich zu sein, ist nicht mehr nur etwas, von dem andere profitieren.
- Müssten sie sich nicht ständig gegen die Vorurteile der Mitmenschen innerlich wappnen und davor schützen, hätten sie mehr und ausreichend Kraft für die Gestaltung ihres Alltags.

6. Wandel der depressiven Symptome im Lauf einer depressiven Entwicklung

Das Hauptkriterium jeder Depression – und das in den unterschiedlichsten Phasen – sind und bleiben die depressiven Muster und nicht die Symptome der ICD-10-Systematik. Sie sind die eindeutigen und gegen andere Zustände abgrenzbaren Kriterien einer wirklichen Depression, auch wenn sie als solche nicht immer und im Lauf der Entwicklung immer weniger sichtbar und fassbar sind.

Die Symptome als Spiegel der Gefühlslage

Schon in der ersten und latenten Phase der depressiven Entwicklung sind die depressiven Muster wirksam und prägend, zum Beispiel in der Form, dass Betroffene sich unfrei, belastet, unglücklich oder verunsichert fühlen. Diese Gefühlszustände werden von außen noch nicht als Ausdruck einer Depression verstanden. Man würde vielleicht sagen, dass der betreffende Mensch schon immer alles schwergenommen hat, belastet oder manchmal traurig ist, sich eher zurückzieht, nicht so gesellig und gesprächig ist, aber sonst nett, zuvorkommend und freundlich – Verhaltensweisen und Zustände, die nicht unbedingt in einen Zusammenhang mit der Depression gebracht werden. Zusätzlich verdeckt werden die Anzeichen der depressiven Muster durch das Bemühen Betroffener, nicht zu zeigen, dass es ihnen nicht gut geht, sie sich in ihrem Leben nicht wohlfühlen, an sich zweifeln und sich nichts zutrauen. Eher zeigen sie sich so, als seien sie mit dem Leben zufrieden, positiv gestimmt und immer gut aufgelegt. Ebenso nimmt man sie als besonders feinfühlige, sorgfältige, engagierte und verantwortungsvolle

Menschen wahr. Sie erreichen damit, dass man nicht nachfragt und sie keine Angst haben müssen, weiter über ihre wahren Gefühle ausgefragt zu werden. Wie also wollen sie sich selbst und wie wollen die anderen sie als depressive Menschen erfassen, wenn die Symptome fehlen, die als typisch für die Depression gelten? Wer aber um die depressiven Muster weiß, kann sie sehr wohl erkennen.

Im Lauf der Jahre verfeinern sich diese. Verfeinern bedeutet auch, dass sie zunehmend in die Persönlichkeit integriert werden und eingebunden in ein Netz von verschiedensten Verhaltensweisen und Haltungen. Nach wie vor sind sie nur schwer erkennbar als heimliche Instanz, die das Verhalten der Betroffenen dirigiert und bestimmt. Da sie in die Persönlichkeit integriert wurden, empfindet der betroffene Mensch seine Verhaltensweisen nicht als etwas Fremdes, als nicht zu ihm Gehöriges, auch nicht als Ausdruck einer Krankheit oder als irgendeine Symptomatik. Er sieht sich einfach so und erlebt sich so, wie er ist und wie er sich kennt. Er sieht sich zum Beispiel als einen Menschen, der besonders sensibel und empfindlich reagiert, dem die Meinung der anderen wichtig ist, der nicht auffallen will und sich nicht besonders schön, klug oder erfolgreich empfindet. Lange Zeit realisiert er auch nicht, wie sehr sein depressives Verhalten ihn ermüdet und überfordert. Dass die Müdigkeit keine normale Müdigkeit ist, sondern eine aus Dauerstress und permanenter Überforderung resultierende Erschöpfung, wird ihm nur sehr langsam bewusst.

Je länger die depressive Entwicklung dauert, umso mehr erschöpft sich der depressive Mensch und umso mehr erlebt er sein Verhalten als belastend; auch deshalb, weil er sich selbst immer weniger versteht. Die Frage, ob er depressiv ist, stellt sich ihm nicht. Deshalb reagiert er befreit und erleichtert, wenn er selbst erkennt oder erfährt, dass sein Verhalten und sein Zustand einen Namen haben – das entnehme ich den unzähligen Rückmeldungen auf meine Bücher und meiner therapeutischen Erfahrung. Das Nichtwissen, das Diffuse und das nicht

Fassbare seines Zustandes machen dem depressiven Menschen Angst und ihn sprachlos.

Die Stimmung des latent Depressiven und seine Einstellung zu sich und zum Leben wird mit der Zeit zunehmend negativer. Er fühlt sich selten wirklich erholt, traut sich immer weniger zu, erfährt sich innerlich als zerrissen, gefangen und häufig auch als leer. Er leidet immer mehr an und unter sich und braucht immer mehr Kraft, um zu funktionieren und über die Runden zu kommen. Die Angst nimmt zu, dass alles, was er aufgebaut hat, zusammenbricht und er nicht mehr in der Lage ist, den Schein des gut funktionierenden Menschen aufrechtzuerhalten. Betroffene haben Todesängste und Todeswünsche, die sie zunehmend heimsuchen, eine Angst, irgendwann einmal nicht mehr zu können und aufgeben zu müssen. Die Angst, dass ein Tropfen das Fass zum Überlaufen bringen könnte, dass einfach alles zu viel wird, wächst und zwingt sie dazu, sich noch mehr zusammenzureißen, um durchzuhalten und die Tage hinter sich zu bringen.

Im Lauf der Entwicklung beeinflussen die Erschöpfung und der Dauerstress immer mehr das Denken und Handeln Betroffener. Ihre Stimmung wird immer verzweifelter und der depressive Zustand immer manifester und ist zunehmend von den im ersten Kapitel des Buches aufgeführten ICD-10-Symptomen bestimmt. Es sind Zeichen, die sich in allem und zu jeder Zeit einnisten und seine Stimmung, wie auch seine physische und psychische Verfassung prägen und damit für Außenstehende nun immer deutlicher die Züge einer Depression annehmen. Der depressive Mensch wird jetzt immer weniger in der Lage sein, seinen Tag und seinen Alltag zu meistern. Die Kraft fehlt und der Wille dazu ist ebenfalls nicht mehr vorhanden.

Der schwierige Ausstieg aus prägenden Mustern

Im weiteren Verlauf sind verschiedene Entwicklungen möglich. Es kann sein, dass Betroffene merken, dass es so nicht weitergehen kann, und daher beginnen, sorgfältiger und behutsamer mit sich umzugehen, sich mehr zu schonen und mehr für sich und das eigene Wohlbefinden zu unternehmen, zum Beispiel, mehr Sport zu treiben, mehr auf sich zu achten und dabei Entscheidungen für sich selbst und nicht nur für andere zu treffen. Oder dass sie häufiger Nein zu den Erwartungen und Forderungen anderer Menschen sagen. Auf diesem Weg können sie sich erholen und die Anzeichen dafür, dass ihnen alles zu viel geworden ist, verblassen ein wenig, auch wenn die Muster weiterhin aktiv und bestimmend bleiben. Häufig sind Depressive dann enttäuscht, wenn sie wieder in den alten Trott verfallen, wo sie doch glaubten, den sie ängstigenden und als schlimm empfundenen Zustand überwunden zu haben. Sie haben sich zwar erholt, dieses und jenes an ihrem Verhalten verändert, vielleicht sind sie einfach auch nur passiver und antriebsloser geworden, haben sich ein bisschen gehen lassen – aber die depressiven Muster der Überforderung sind geblieben.

Eine andere Folge kann jedoch auch sein, dass die Anzeichen der Erschöpfung immer ausgeprägter werden und damit den Zustand der manifesten Depression erreichen. Jetzt ist der depressive Mensch wirklich krank und bedarf der medizinischen Betreuung. Es sind nun die klassischen Symptome, die sein Verhalten bestimmen und seinen Zustand nach außen hin sichtbar werden lassen. Jetzt gibt es auch kein Verstecken und Beschönigen mehr. Die Stimmungen und Zustände, die Betroffene als ihnen fremd erfahren und ihnen auch deshalb zusätzlich so viel Mühe bereiten, wie auch die Gewissheit, krank zu sein, beherrschen ihr Denken und Fühlen. Medikamente und/oder eine Hospitalisierung werden notwendig.

Von den depressiven Zuständen wegkommen und einen selbstbestimmten und eigenverantwortlichen Umgang mit sich finden, der ihn aus den Zwängen der depressiven Muster befreit, wird ein depressiver Mensch erst durch eine Korrektur der Muster – aus eigener Kraft oder mithilfe einer Psychotherapie.

7. Die depressive Persönlichkeit

Auch in diesem Kapitel wird es einige Wiederholungen geben. Ich finde sie wichtig. Wenn es um die depressive Persönlichkeit geht, kann das Gesagte nicht deutlich genug werden. Es wird so viel von Depression gesprochen, von depressiven Menschen oder der depressiven Persönlichkeit, aber es ist kaum je etwas darüber zu lesen. Der Zusammenhang zwischen der depressiven Entwicklung und der Ausformung der depressiven Persönlichkeit wird meist nicht gesehen, geschweige denn beschrieben. Dabei ist dieser entscheidend für das Verständnis depressiver Menschen.

Sich fremd sein und dennoch funktionieren

In der Kindheit der Menschen, die eine depressive Entwicklung durchmachen, dreht sich alles um ihre Eltern, um deren Leiden und Schwierigkeiten. Sie machen ihre ganze Befindlichkeit und Zufriedenheit abhängig vom Zustand der Eltern und/oder deren Beziehung. Ihr Handeln geschieht von innen heraus, es ist ein »Handeln Müssen« und kein »Handeln Wollen«. Das wird zu ihrem *Lebensmotto*, das ihnen im Erwachsenenalter zwar viel Bestätigung gibt, sie aber auch gleichzeitig ständig unter Druck setzt und ihre Lebensqualität mindert.

Auf die als brüchig empfundene Familiensituation reagieren die Kinder mit den Verhaltensweisen wie man sie bei depressiven Erwachsenen wiederfindet. Sie überfordern sich, indem sie die Verantwortung für etwas übernehmen, das nicht ihre Aufgabe ist. Sie bemühen sich, die Brüchigkeit der Situation aufzuheben, aber sie schaffen es nicht, weil es ihnen gar nicht gelingen kann. Dieses endlose »Nicht-Schaffen-Können«

setzt sich in ihnen als Grundgefühl fest, an dem die erwachsenen depressiven Menschen schwer zu tragen haben. Diese Art von Grunderfahrungen schaffen und prägen das Selbstbild der depressiven Erwachsenen. Gefühle des Ungenügens, der Verunsicherung, Angst und Einsamkeit graben sich tief in ihnen ein und werden so zum Boden und zur Grundhaltung bei allem, was sie tun. Das Gefühl von »Ich schaffe das nicht« macht sie übrigens auch resistent gegenüber Komplimenten. Sie glauben nicht, was andere Gutes über sie sagen, weil sie sich anders sehen und anders fühlen. Die Überforderung als Kind setzt sich im Erwachsenenalter fort und etabliert sich in der Persönlichkeit des erwachsenen depressiven Menschen als grundlegendes Muster, sodass Betroffene die Erwartungen an sich immer höher schrauben, bis sie versagen müssen und sie ihnen nicht mehr genügen können. Die Fortdauer überfordernder Verhaltensweisen erschöpft und stresst sie zunehmend. Mit solchen Mustern verbunden sind Haltungen und Einstellungen, die zu Komponenten ihres Bildes von sich und ihrer Persönlichkeit werden. Daraus resultieren ein permanentes Schuldgefühl, weil sie meinen, nie zu genügen, sowie andauernde Zweifel, zu geringes oder fehlendes Selbstvertrauen, fehlende Selbstsicherheit und Selbstliebe, beständige Selbstvorwürfe und Gewissensbisse und letztlich ein negatives Grund- und Lebensgefühl.

Verhaltensweisen wie die, sich selbst nichts Gutes zu tun, sondern immer nur für andere da zu sein, sich selbst nicht ernst zu nehmen, führen bei der Erwachsenenpersönlichkeit zu dem Gefühl, sich selbst in dieser Welt *fremd zu sein. Sich fremd zu fühlen und in sich nicht beheimatet zu sein* schafft eine permanente Spannung. Nie loslassen zu können, immer auf dem Sprung und immer gewappnet sein zu müssen, so nehmen depressive Menschen das Leben und die Welt wahr: bedrohlich und gefährlich. Man muss sich schützen und ständig aufpassen. Natürlich machen Betroffene auch andere Erfahrungen und werden ebenfalls von ihnen nahestehenden Menschen und

Lebenssituationen beeinflusst. Die folgenden depressiven Muster aber sind stärker und entscheidender für den erwachsenen depressiven Menschen als alle anderen positiven oder auch negativen Lebenserfahrungen:

- Betroffene trauen sich wenig zu, sind daher eher defensiv, eher vorsichtig, abwartend, kontrollierend und wenig spontan.
- Sie wagen sich nicht ohne Weiteres an etwas heran, haben von Anfang an Angst, dass es nicht gelingt, weil sie überzeugt sind, dass es ihnen nicht gelingen kann.
- Sie haben das Gefühl, immer noch mehr leisten zu müssen, auch damit man ihnen ihre Ängste nicht ansieht.

Sie bringen sich damit in den Augen anderer erfolgreich ein, was Vorgesetzte und Kollegen durchaus würdigen, nur können Betroffene mit solcherart Würdigung kaum etwas anfangen, können sie nicht genießen und auch nicht weiter darauf aufbauen. Allein von dieser Haltung wegzukommen ist schwer und fast unmöglich.

Depressive Erwachsene sind einsam. Was sie als Kinder zum Zusammenhalt ihrer Familie und zu deren Überleben beigetragen haben, hat sie einsam und hilflos werden lassen. Die Angst um die Eltern und die Familie ertrugen sie allein, ohne Unterstützung, ohne Dank und ohne Aufmunterung. Niemand war da, der ihren Einsatz bemerkte, niemand, der nachfragte. Ihr Einsatz war für die anderen die selbstverständlichste Sache der Welt. Es sind genau diese Erfahrungen, die den Lebensstil des erwachsenen depressiven Menschen maßgeblich bestimmen. Sie entwickeln sich zu einer Persönlichkeit, die scheinbar allein mit ihren Problemen fertig wird und dabei nicht auf andere angewiesen ist, sie scheinbar nicht braucht und mit sich allein zurechtkommt.

Wer so lebt, fühlt sich für alles allein verantwortlich und erwartet von den anderen nichts. Depressive Menschen bleiben innerlich einsam und in sich gekehrt, sie sind unter Menschen und doch allein. Ihre innere Einsamkeit bedeutet auch, sich einsam in dieser Welt zu wähnen, und daher überträgt sich dieses Gefühl auf ihre nächsten Beziehungen. Das mag sich dramatisch anhören, trifft aber in hohem Maß die Grundbefindlichkeit der meisten depressiven Menschen. Weil sie nichts anderes kennen, sie von Kindheit an in dieser Stimmung leben, ist sie ihnen vertraut und gehört sie zu ihnen. Dass sie ein Leben führen, das zunehmend mehr von ihnen fordert, sie dabei immer mehr überfordert, spüren sie lange Zeit nicht. Erst, wenn es für sie deutlich und fassbar wird, dass diese Situation immer schwerer auszuhalten ist, die Stimmungen zunehmend negativer werden und den Alltag immer weiter erschweren, realisieren sie, dass etwas im Gang ist, das ihnen nicht guttut und sich letztendlich gegen sie selbst richtet.

Die erwachsenen depressiven Menschen haben Verhaltensweisen und Einstellungen internalisiert, die ihr ganzes späteres Leben mitbestimmen:

- das Gefühl, nicht geborgen und nicht beheimatet in dieser Welt und in diesem Leben zu sein;
- ständig achtsam und auf der Hut sein zu müssen;
- nie ruhig und entspannt sein zu dürfen;
- ständig alles zu geben und zu merken, dass es doch nie reicht, dass es nie genug und immer zu wenig ist;
- keine Wünsche zu haben, ohne wunschlos glücklich zu sein;
- das Gefühl, nie etwas wirklich gut hinzubekommen, aber immer alles falsch zu machen.

Hinzu kommen:

- fehlendes Vertrauen in sich, in Beziehungen und in die Welt;
- geringe Bindung an dieses Leben, häufig verbunden mit einer diffusen Todessehnsucht;
- das ständige Gefühl von Angst, Unberechenbarkeit, Spannung und Unsicherheit, was sie immer wieder antreibt, etwas zu tun – in ihren Augen ein vergebliches Bemühen.

Wer als Kind und Jugendlicher nie festen Boden unter den Füßen gespürt hat, findet ihn auch nicht als Erwachsener. Keinen festen Boden unter den Füßen zu haben, schafft permanente Unsicherheit und macht einen Menschen ängstlich und verletzlich. Depressive Erwachsene interpretieren ihr Leben und die Welt daher auf ihre Weise. Sie haben das Gefühl,

- dass andere wichtiger sind als sie;
- dass sie sich nicht auf andere verlassen können;
- dass es keine Sicherheit gibt, dass niemand wirklich für sie eintritt, und wenn doch, dann nur mit Forderungen, Erwartungen, mit Zurechtweisungen und Kritik;
- dass das Leben schwierig und die Welt voller Bedrohung und Gefahren ist;
- dass sie allein sind mit ihren Ängsten und Problemen;
- dass sie keine Hilfe und keine Dankbarkeit erwarten können;
- dass das, was sie am meisten brauchen – Sicherheit und Zuwendung –, für sie nicht zu haben ist.

Aufgrund dieser Erfahrungen versuchen sie:

- in der Schule zu funktionieren;
- immer etwas zu leisten;
- keine Schwierigkeiten zu machen;
- nicht negativ aufzufallen;
- keinen Anlass zum Ärger und zu Missstimmungen zu geben;
- den Eltern das Leben nicht noch schwerer zu machen.

Was sich in der Familie abspielt, ist für die Kinder lebenswichtig, und deshalb ist es nicht übertrieben zu sagen, dass es in dieser Zeit um alles geht, gleichsam um Leben und Tod. Depressive Menschen zu verstehen heißt also, anzuerkennen, dass es diese frühen Verhaltensweisen sind – wenn auch weiterentwickelt, verselbstständigt und in unterschiedlichen Anteilen –, die einen Großteil ihres Verhaltensrepertoires ausmachen. Diese Muster haben Depressive nicht einfach in ihr Repertoire übernommen, sondern sie sind fest verankert Teil ihrer Persönlichkeit geworden. Dies zu sehen ist nur möglich, wenn man die Depression nicht einfach nur als eine Ansammlung von Symptomen sieht, die man glaubt, an ihnen entdeckt zu haben. So viel an enttäuschten Hoffnungen wie auch fehlendes Vertrauen und fehlende Sicherheit haben sich im Lauf der Jahre in der depressiven Persönlichkeit festgesetzt. Von daher ist eine Reduktion der Depression auf die im ICD-10-Katalog aufgelisteten Symptome ungenügend und wird der Tragweite und Tiefe depressiven Lebens nicht gerecht. Erwachsene depressive Verhaltensweisen haben sich über Jahre gefestigt. Dieser Umstand wird häufig vergessen, wenn man die depressive Symptomatik nur als Folge aktueller Erlebnisse und Erfahrungen sieht, auf die eben nicht jede und jeder im selben Ausmaß reagiert.

Stärken, die vieles verbergen

Es gibt aber auch vieles, was Betroffene in dieser für sie so belastenden Situation in der Kindheit lernen und ihnen dann im Erwachsenenalter das Leben erleichtert. Man darf es eindeutig als ihre *Stärke* bezeichnen,

- dass sie sich von Problemen, Schwierigkeiten und Ängsten nicht kleinkriegen lassen;
- dass sie sich zu etwas überwinden und selbst motivieren können;
- dass sie Unsicherheiten und Spannungen aushalten können;
- dass sie ihren Alltag bestreiten, trotz aller Belastungen und Selbstzweifel.

Weitere Stärken und Qualitäten, die aufgrund ihrer Kindheitssituation ihre Persönlichkeit zu einer ganz speziellen formen und besonders auszeichnen, sind:

- dass sie mit Druck und Erwartungsdruck fertig werden können;

- dass sie Stimmungen und Befindlichkeiten anderer spüren und Atmosphärisches wahrnehmen können;
- dass sie sich besonders gut in andere Menschen einfühlen können.

Von daher gibt es eine Vielzahl von Eigenschaften, die andere an ihnen schätzen. Es sind dies ihr Einsatz, ihr Engagement und ihre Verlässlichkeit. Ihre Gradlinigkeit und Fairness sind ebenso ihre Gütezeichen wie ihr eher scheues Auftreten und Nichtrivalisieren mit anderen. Diese Eigenschaften könnten depressiven Menschen helfen, einen positiven Bezug zu sich selbst zu bekommen und vielleicht auch mehr nach vorne zu gehen. Sie könnten stolz auf sich sein, trauen es sich aber nicht; sie werden geschätzt, können anderen jedoch nicht darin vertrauen, dass sie es auch tatsächlich so meinen; sie wollen positive Rückmeldungen haben, aber sie lassen es nicht zu. Es täte ihnen so gut, sie könnten die »Streicheleinheiten« so gut gebrauchen, doch können sie sie nicht für sich akzeptieren. Aber – und dies ist das Entscheidende – so muss es nicht bleiben. Es gibt Wege, die ein anderes Leben und einen anderen Bezug zu sich selbst ermöglichen. Im nächsten Kapitel Ausstieg werde ich darauf zurückkommen.

Weitere im Kindesalter erlernte und im Erwachsenenalter geschätzte Verhaltensweisen depressiver Menschen:
- weil sie vorsichtig und sorgfältig sind, nicht so schnell in etwas hineinspringen, machen sie weniger Fehler und sind deshalb auch besonders geeignet für spezielle und heikle Aufgaben;
- sie geben kaum Anlass zu Beanstandungen und Kritik;
- sie sind nicht unbequem und fordernd;
- der Umgang mit ihnen ist leicht und unproblematisch;
- was sie anpacken, verfolgen sie mit enormem Einsatz. Sie tun alles – und noch mehr.

Erwachsene Depressive verfügen also über Qualitäten, die das Zusammenleben mit ihnen leicht machen und die selten sind in unserer Gesellschaft: Ihr fehlender Egoismus und nicht vorhandener Neid machen sie zu angenehmen Mitmenschen, die man schätzt, häufig aber auch nicht versteht, weil sie doch ganz anders, viel selbstbestimmter und selbstsicherer auftreten könnten. Was andere an ihnen schätzen, relativieren sie und reden sie klein. Auch wenn sie all das Positive an sich nicht sehen oder würdigen, so sind diese Eigenschaften doch real und für andere fassbar. Wenn Depressive das auch so sehen könnten, würde ihnen das sicher dabei helfen, sich aus depressiven Verhaltensmustern zu lösen.

Weitere, von anderen geschätzte und bewunderte Eigenschaften, die Betroffene aber vielfach anders erleben und bewerten, sind zum Beispiel:

- sie geben nicht auf, sie lassen sich durch nichts von ihrem Ziel abhalten;
- sie lassen sich von ihren Ängsten und Belastungen nicht in ihrer Arbeitshaltung, ihrem Einsatz und ihrer Arbeitsqualität beeinträchtigen;
- sie gehen über Frust und Enttäuschungen hinweg und leisten ihren Teil.

Es gibt demnach vieles, das Betroffene auszeichnet. Im Lauf der Entwicklung ihrer Depression aber, wenn Erschöpfung und Überforderung immer mehr überhandnehmen, verlieren viele dieser Verhaltensweisen und Einstellungen an Wirksamkeit und Strahlkraft. Sie gehen nicht verloren, sondern werden in der Phase der manifesten Depression übertönt und verdeckt von Ängsten und Verzweiflung. Dann treten die im ICD-10-Katalog benannten depressiven Symptome nach und nach in den Vordergrund und werden immer bestimmender.

8. Der Ausstieg aus der Depression

Wege in ein neues Leben

Meine in diesem Buch beschriebene Theorie der Depression beinhaltet bereits alles, was einen Ausstieg daraus ermöglichen kann. Es sind logische Schritte, die aus dem Entstehungsprozess abgeleitet werden, und daher für die Betroffenen auch nachvollziehbar sind.

Patienten, die die Diagnose Depression erhalten oder auch Menschen, die von sich aus zu der Einsicht kommen, depressiv zu sein, wollen Antworten auf die Frage, *warum* sie depressiv geworden sind, und vor allem, wie sie aus diesem Zustand wieder herauskommen. Die Entstehung zu verstehen ist eines, aber wieder herauszukommen das andere. Doch die Entstehung und der Ausstieg gehören zusammen wie eineiige Zwillinge. Die Psychiatrie hat auf diese Fragen keine überzeugenden Antworten. Und die Einnahme von Antidepressiva ist kein wirkliches Ausstiegskonzept.

Für depressive Menschen ist die Verheißung, dass es Wege zu einem besseren, freien und zufriedeneren Leben gibt, ein Hoffnungsschimmer und ein mögliches Licht am Ende des Tunnels. So vieles haben sie bereits ausprobiert und so wenig hat es gebracht. Zu erfahren, dass sich etwas ändern lässt an ihrem Zustand, dass es nicht so bleiben muss wie bisher, dass es Wege gibt, die sie gehen können, ist für viele eine Offenbarung. Immer mehr Menschen wollen keine medikamentöse Therapie, weil sie nicht nur mit Antidepressiva abgespeist werden möchten. Sie sehen es auch als ihre *Eigenverantwortung* und Chance an, etwas zur Verbesserung ihrer Lebensqualität beizutragen. Und sie können es, denn *sie sind stärker als die Depression.*

Depressives Verhalten ist, wie bereits betont, erlerntes Verhalten. Was man einmal gelernt hat, kann man auch wieder verlernen und durch neue Verhaltensweisen ersetzen. Neue Verhaltensweisen kann man ebenfalls lernen.

Gerade bei der *latenten Depression* ist medizinische Hilfe der falsche Zugang, schon weil es sich hier nicht um eine Krankheit handelt. Antidepressiva sind in der Latenzdepression die falsche Therapieform, weil Medikamente keine Möglichkeit darstellen, erlernte Verhaltensweisen zu verändern. Sie mögen den Schlaf verbessern und Stimmungen verändern, nicht aber eine Depression. Studien, auf die ich noch zurückkommen werde, zeigen, dass sie wenig helfen. Nur bei der *manifesten Depression* sind sie von Nutzen und auch zu empfehlen.

Jede Veränderung, auch wenn sie noch so einfach erscheint, braucht Zeit, weil sie einen ganz neuen Umgang mit sich selbst erfordert und umlernen aufwendiger ist, als etwas ganz neu zu lernen. Jedes Verändern ist auch deshalb schwierig, weil die alten Verhaltensweisen resistent sind und die Tendenz besitzen, Menschen in ihre alten und eingefahrenen Verhaltensweisen zurückzuziehen. Sie wirken wie ein Sog. Ein häufig getragener Schuh ist bequemer als ein neuer, macht aber, wenn die Dämpfung kaputt und er zu ausgetreten ist, mit der Zeit die Füße und den Rücken kaputt.

Jede Veränderung kann Angst auslösen. Das Verändern von Verhaltensmustern, die man ein Leben lang gepflegt hat, die verinnerlicht und zum persönlichen Lebensstil geworden sind, sodass man sie gar nicht mehr wahrnimmt, erst recht. Die Muster gehören einfach dazu. Verändern heißt darum auch innehalten, nicht sofort handeln. Man muss lernen, seine Ängste zu akzeptieren, negative und unangenehme Gefühle auszuhalten, ebenso wie die als unangenehm empfundenen Selbstzuschreibungen.

Wenn aber jemand in der Lage ist, sich neu zu orientieren und den Weg der Veränderung zu gehen, dann sind es gerade depressive Menschen. Sie bringen alles mit, was man für den

Ausstieg braucht, nämlich Ausdauer, Belastbarkeit und Zähigkeit. Es sind Eigenschaften, die sie als Mensch auszeichnen, sie sind ihr ureigenstes Kapital. Und es ist nie zu spät, um diesen Weg zu gehen. Man kann das allein tun, besser aber ist es, mit der Hilfe einer therapeutischen Begleitung aufzubrechen.

Geduld mit sich und Verständnis für sich sind allerdings Eigenschaften, die depressive Menschen erst lernen müssen. Deshalb ist die Gefahr groß, immer wieder zu viel von sich zu erwarten und sich erneut zu überfordern, wenn man sich allein auf den Weg macht. Ausführlich beschrieben habe ich diese und andere Seiten des Ausstiegs aus der Depression in meinen beiden Büchern »Endlich frei« und »Jetzt geht es um mich«.

Depressive Menschen haben sich im Lauf ihres Lebens überfordert, geschwächt und den Kampf mit sich selbst schlussendlich verloren. Daher bringen alle Schritte, die ihnen zu mehr Verständnis, Wertschätzung und Gelassenheit und zu mehr Selbstbestimmung und Zufriedenheit verhelfen, sie wieder näher zu sich und weiter weg von ihren depressiven Handlungsweisen und Einstellungen. Das ist, auf den Punkt gebracht, das Rezept eines erfolgreichen Ausstiegs.

Depressive Menschen haben sich in der Vergangenheit in der Art, wie sie gelebt oder besser gesagt leben mussten, so viel Leid angetan und sich so sehr geschadet, dass es jetzt nur eine Möglichkeit gibt, wie sie aus diesem Zustand der Überforderung und Erschöpfung wieder herauskommen: Indem sie sich *ins Zentrum* stellen, sich mit sich selbst näher befassen und nicht mehr immer nur für andere da sind, indem sie sich *Wert und Bedeutung* beimessen, *fürsorglich* und sorgfältig mit sich umgehen und sich *nicht überfordern.*

Es geht beim Ausstieg aus der Depression um das Erlernen neuer Einstellungen gegenüber sich selbst, anderen und dem Leben überhaupt, aber auch um einen neuen Umgang mit sich selbst, der mit folgenden Adjektiven umschrieben werden kann: verantwortungsbewusst, aufmerksam, wertschätzend, um die Schwierigkeiten wissend. Dabei handelt es sich um grundlegende Veränderungen oder, anders gesagt, um solche, die die *ganze* Persönlichkeit betreffen, was auch heißt, dass eine solche Veränderung Zeit braucht.

Es geht beim Ausstieg aus dem alten und beim Einstieg in ein neues Leben darum:

- langsam und in kleinen Schritten vorwärtszugehen;
- die Schritte des Ausstiegs nicht immer noch besser und schneller gehen zu wollen;
- zufrieden zu sein mit den Fortschritten und nicht unglücklich, weil noch nicht alle geschafft sind.

Ein Leser meiner Bücher schrieb mir einmal, dass er sich gestärkt und viel besser fühlt, seit er wagt, sich für sich einzusetzen. Sein neues Verhalten irritierte zunächst seine Arbeitskollegen, er aber war stolz auf sich.

Die Notwendigkeiten des Ausstiegs lassen sich auch folgendermaßen formulieren:

- Weil sich depressive Menschen physisch und psychisch überfordern, geht es für sie nun darum zu lernen, schonend mit sich umzugehen.
- Weil sie sich nicht ernst nehmen, besteht der Weg der Veränderung darin, für sich wichtig und ein Wert zu sein.
- Depressive sind streng und nicht verständnisvoll mit sich, daher ist jetzt von ihnen gefordert, sorgfältig und aufmerksam mit sich umzugehen.
- Weil sie sich übergehen und erschöpfen, heißt es nun zu lernen, die eigenen Grenzen zu respektieren.

Je größer das Verständnis für die Entstehung der eigenen depressiven Zustände ist,

- umso besser versteht der depressive Mensch, wie er zu dem geworden ist, der er nun ist;
- umso besser versteht er die Schritte des Ausstiegs;
- umso leichter fällt ihm deren konkrete Umsetzung.

Im nächsten Abschnitt geht es um ein weiteres probates Mittel, damit der Ausstieg aus der Depression gelingt: den *inneren Dialog*.

Der innere Dialog

Im Gespräch mit sich kann sich der depressive Mensch in einer Ehrlichkeit und Offenheit sich selbst zuwenden, wie er es sich sonst nicht traut. Er kann sich Mut zusprechen und sich beruhigen, sich unterstützen und motivieren und sich immer wieder das Ziel des Ausstieges aus den depressiven Mustern vor Augen führen. Sich zu ermutigen, sich gedanklich Schritt für Schritt zu begleiten und den Weg der Befreiung mit sich selbst zu gehen, hat etwas Tröstliches. Sich zuzuhören und zu verstehen hat auch mit Respekt zu tun, damit, sich ernst und wichtig zu nehmen, bei sich und sich nahe zu sein.

Entscheidend ist ein wohlwollender, respektvoller, sorgfältiger, positiver, rücksichtsvoller und unterstützender Ton im Umgang mit sich selbst. Dazu gehört, sich bei aller Veränderung treu zu bleiben und bedingungslos anzunehmen, wie auch, die Selbstakzeptanz nicht an äußere Bedingungen zu knüpfen, um sich nicht selbst unnötig unter Druck zu setzen. Nicht Unmögliches von sich zu verlangen und nicht streng und unbarmherzig mit sich zu sein ist ebenso gefordert. Einen neuen wertschätzenden Umgang mit sich zu finden und einzuüben gelingt wesentlich über das Sprechen mit sich selbst.

Ein Bereich des inneren Dialogs, der viel Sicherheit und Ruhe bringt, darf nicht vergessen werden. Es geht darum, sich immer wieder neu zu sammeln. Das kann mit einfachen Sätzen gelingen, die man sich vorsagen und mit eigenen Vorstellungen und Bildern unterlegen kann. Man kann diese einfachen Sätze vielleicht mit einem Mantra vergleichen. Es sind Leitgedanken, die helfen, den eingeschlagenen Weg nicht zu verlassen oder ihn wiederzufinden, wenn man ihn verloren hat. Sich immer wieder neu auf sich zu besinnen und sich daran zu erinnern, was wichtig ist für das eigene Leben und worum es beim Ausstieg geht:

Ich bin ich und ich bin gut.
Ich will, dass es mir gut geht.
Ich will mich ernst und wichtig nehmen.
Ich will Verständnis für mich haben.
Ich will liebevoll und verständnisvoll mit mir umgehen.

Ich bin stärker als meine Muster.
Ich bin stärker als die Meinung der anderen.
Ich bin stärker als meine Angst.
Ich kann entscheiden und ich entscheide.
Ich kann mich wehren und ich wehre mich.
Jetzt geht es um mich.

Ich will das.
Ich kann das.
Ich bin stark und frei.
Ich bin gut und wichtig.

Viele Depressive sind es gewohnt, mit sich zu sprechen. Zum Beispiel, wenn sie sich zurückziehen und nicht wollen, dass andere merken, wie es ihnen geht. Aber auch, wenn sie alles mit sich ausmachen, alle Probleme mit sich selbst lösen, geht das meist im Selbstgespräch. Hier können Betroffene auch lernen, über sich zu sprechen und sich zuzuhören, das Positive an sich zu entdecken und anzusprechen, sich daran zu freuen und nicht nur das zu sehen, was nicht geht.

Mit sich zu sprechen, hilft auch, die Einsamkeit des depressiven Lebens zu durchbrechen. Man ist nicht mehr ganz allein, wenn man mit sich spricht. Umso wichtiger ist, dass man sich im Gespräch mit sich selbst nicht beschimpft, abwertet oder verurteilt. Es geht nicht zuletzt darum, einen neuen Umgang mit sich zu finden, der geprägt ist von Wertschätzung, Stolz und Würde. Wichtig ist zu lernen, wohlwollend und bejahend mit sich umzugehen. Abschätzig und vorwurfsvoll zu sich zu sein ist das Letzte, was Depressive brauchen. Wenn sie sich selbst zum Feind machen, was bleibt ihnen dann noch?

9. Prävention

Den Schutzschirm in der Kindheit aufspannen

Die hier beschriebene Sicht der Depression hat unter anderem den Vorteil, dass durch die Betrachtung ihrer Entstehung deutlich wird, wie depressive Entwicklungen bei Kindern verhindert und wie depressive Erwachsene sich aus der Depression befreien können. Depressive Muster sind erlernte Verhaltensweisen, die man auch wieder verlernen und durch neue ersetzen kann. Das zu wissen bedeutet, dass man nicht in einer Depression ausharren muss. Wie man neue Verhaltensmuster erlernen kann, so kann man auch verhindern, dass Kinder depressive Muster überhaupt erst lernen. Über die besten Bedingungen, die Eltern hierzu schaffen können, habe ich bereits im Abschnitt auf Seite 80 geschrieben.

Wenn wir uns nur einige der depressiven Muster vor Augen führen, wird deutlich, worauf es ankommt, will man eine solche Weichenstellung vermeiden. Vor allem geht es darum, folgende Einstellungen erst gar nicht entstehen zu lassen, sie nicht zu verstärken und damit zu verfestigen:

- sich selbst nicht wichtig zu nehmen, nicht auf sich zu hören und sich zu überfordern;
- sich ständig in den Hintergrund zu stellen;
- sich zu übergehen und zu vernachlässigen;
- streng zu sich zu sein und ohne Verständnis für sich mit sich umzugehen.

Zu wissen, weshalb Kinder sich depressiv entwickeln, welche Kinder besonders gefährdet sind und wie sich diese Entwicklung zeigt, öffnet den Blick und lässt frühzeitig Anzeichen erkennen, zum Beispiel, wenn sie sich ständig selbst überfordern und häufig durch nicht kindgerechte Verhaltensweisen auffallen. Je früher man solche Verhaltensmuster beobachtet, desto problemloser kann man sie gerade bei Kindern verändern.

Begleitet von einer solchen Einstellung sollten Eltern oder andere Erziehungspersonen aber auch ihre eigenen Probleme nicht aus dem Blick verlieren. Diese zu lösen hilft, für die Kinder und deren Erziehung unbelastet und frei zu sein. Was nicht heißt, dass es keine Probleme geben darf, sondern nur, dass man sie angehen sollte. Zudem ist es wichtig, dass man einen Umgang und eine *Atmosphäre* schafft, die getragen ist von Respekt, Achtung, Verständnis und Wohlwollen, und für sich und die Partnerschaft Verantwortung übernimmt. Es geht darum, für ein Umfeld zu sorgen, in dem Kinder Kinder sein dürfen und sich frei entfalten können. Sie haben das Recht dazu, und die Erziehungsberechtigten sollten diesem Anspruch, wenn irgend möglich, gerecht werden. Das bedeutet auch, dafür zu sorgen, dass Kinder keine Aufgaben übernehmen, mit denen sie sich überfordern oder an denen sie scheitern müssen.

Für sich, seine Beziehung und seine Lebenssituation geradezustehen und Umstände zu schaffen, die es Kindern ermöglichen, möglichst unabhängig vom Urteil anderer und in dem Gefühl, wertvoll und in ihrem Wesen anerkannt zu sein, sind ganz wesentliche Voraussetzungen, eine depressive Entwicklung zu verhindern. Wenn man zudem weiß, welche Verhaltensweisen der Kinder in eine gefährliche Richtung führen, kann man diesen entgegensteuern und andere fördern. Dazu gehört, die Kinder feinfühlig zu beobachten und gerade dann hellhörig zu werden, wenn sie besonders vernünftig, problemlos und pflegeleicht sind.

Das bedeutet zum Beispiel, darauf zu achten, dass das Kind nicht einfach nur wohlerzogen ist, sondern sich auch wehrt und durchsetzt, wenn es darauf ankommt, damit es ein gesundes Selbstbewusstsein und einen positiven Selbstwert entwickeln kann. Zudem sollte man Kinder ernst nehmen und ihnen eine Bedeutung und einen Wert geben. Es soll die Erfahrung machen, dass die Eltern ihm wohlwollen und immer hinter ihm stehen, egal, wie es sich verhält.

Es geht bei der Erziehung um die Kinder und nicht um die Eltern. Was den Kindern weiterhilft, ist entscheidend. Wenn es den Eltern nicht gut geht, darf das keine Entschuldigung sein, sich darum nicht zu kümmern, sondern muss als Aufforderung verstanden werden, Verantwortung zu übernehmen und dafür zu sorgen, dass es einem selbst wieder besser geht und sich dazu, wenn nötig, Hilfe zu holen.

Grundsätze für eine rechtzeitige Weichenstellung

Im Folgenden eine Auswahl an Grundsätzen, die helfen, das richtige Augenmerk zu entwickeln, um Überforderungen und eine Weichenstellung der Kinder in Richtung einer depressiven Entwicklung zu verhindern:

- Eltern sollten sich bewusst machen, dass eigene Überforderungen immer auch Auswirkungen auf die Kinder haben.
- Eltern sollten sich darüber bewusst sein, dass man Kindern nichts vormachen kann. Auch wenn Eltern schweigen, weil sie ihre Kinder nicht belasten wollen, spüren diese, wenn etwas nicht stimmt.
- Problemlose oder stille Kinder sind nicht einfach »gut erzogen«, »stark« oder »gesund«, es ist wichtig, genau hinzuschauen, selbst oder gerade, wenn sie pflegeleicht erscheinen.
- Eltern sind für ihre Kinder da; Kinder sind keine Problemlöser für die Eltern, keine Vermittler und kein Partnerersatz.
- Kinder haben ein Recht, Kinder sein zu dürfen, ihr Leben selbst zu gestalten, zu trotzen oder unangepasst zu sein. Sie sind Kinder und keine kleinen Erwachsenen.
- Kinder sind auf Unterstützung, Schutz und Begleitung der Eltern angewiesen.

- Kinder sollen Eltern belasten dürfen und nicht aus Angst, die Eltern zu belasten oder Probleme zwischen den Eltern zu stiften, schweigen müssen.
- Kinder sollten Gefühle von Angst, Trauer und Unsicherheit nicht mit sich allein ausmachen müssen. Eltern sollen ihre Kinder begleiten, ihnen helfen, mit sich und mit den Problemen in ihrer Welt umzugehen.
- Kinder sollen lernen, sich für sich selbst einzusetzen, Gefühle zu äußern, sich zu wehren, ihre eigenen Interessen zu vertreten, Konflikte zu wagen, Streit auszuhalten, nicht sofort nachzugeben und eigene Wünsche fallen zu lassen.
- Kinder sollen die Erfahrung machen können, dass sie aggressiv und auch böse sein dürfen, ohne dass sie die Liebe der Eltern verlieren.
- Kinder sollen immer und immer wieder erfahren, dass sie wichtig sind, ernst genommen und geliebt werden als die, die sie sind, und nicht, weil sie besonders lieb, anständig oder fleißig sind.
- Kinder dürfen die Liebe der Eltern nicht verdienen müssen.
- Kinder sollen sagen können: »Ich bin wichtig, ich will, dass es mir gut geht.« Deswegen sind sie noch lange keine Egoisten oder auf dem Weg dorthin. Auf sich und sein Wohlbefinden zu achten, ist Ausdruck von Selbstfürsorge und nicht von Egoismus.

Diese und ähnliche Grundsätze sollen zeigen, wie vielfältig die Verhaltensweisen und Haltungen sind, die dazu beitragen, eine Weichenstellung in Richtung einer depressiven Entwicklung zu erschweren oder ganz zu verhindern. Niemand ist in seiner Entwicklung einer Depression ausgeliefert. Es gibt unzählige Möglichkeiten, dies zu verhindern oder auch bereits begonnenen Prozessen entgegenzutreten und nichtdepressive Verhaltensweisen und Einstellungen zu fördern.

10. Corona, Depression und emotionale Belastungszustände

Notwendige Abgrenzungen

Im Folgenden geht es darum, anhand der Coronapandemie aufzuzeigen, dass es sich um ein Vorurteil handelt, wenn suggeriert wird, dass es depressive Menschen sind, die sich besonders schwertun mit belastenden Umständen. Ich bin davon überzeugt, dass es sich dabei eher um Menschen handelt, die depressionsähnliche Verhaltensweisen zeigen, und weniger um solche, die wirklich depressiv sind.

Die Jahre der Coronapandemie eignen sich besonders dazu, aufzuzeigen, wie wichtig eine klare und eindeutige Diagnosestellung ist, weil sich hier wie in kaum einer anderen Zeit die verschiedenen Reaktionen von Menschen auf belastende Lebensumstände gut voneinander unterscheiden lassen. Depressive Zustände, emotionale Belastungszustände, aber auch ganz normale Reaktionen auf die Pandemie sind leicht erkennbar. Sie lassen sich klar unterscheiden und helfen deutlich zu machen, inwiefern sich die Depression von allen anderen Zuständen abgrenzt. Außerdem wird erkennbar, dass fälschlicherweise Verhaltensweisen nicht depressiver Menschen wie auch jener, die unter emotionalen Belastungszuständen (EBZ) leiden, als Depression bezeichnet werden. Die Coronapandemie wird vielleicht irgendwann vorüber sein. Die Notwendigkeit einer klaren Unterscheidung zwischen EBZ und Depression aber wird bleiben.

Weil in der Zeit der Pandemie, von der wir nicht wissen, ob sie jahreszeitlich bedingt wieder unser Leben bestimmen wird, so viel mehr Menschen belastet sind und sich schwertun mit ihrem Leben, werden die meisten seelischen Folgen dieser

Belastung depressiver Symptomatik zugeordnet, auch weil man davon ausgeht, dass es besonders jene trifft, die vorher bereits depressive Züge aufwiesen. Damit werden sie zu Menschen abgestempelt, die anders sind als alle anderen. Gleichzeitig werden die schon bestehenden Bilder zementiert, wie etwa jenes, dass es die depressiven Menschen sind, die besonders schlecht mit Belastungen umgehen können.

Vieles wird dabei durcheinandergebracht. So wird in den Medien einmal von »Depression« gesprochen und dann wieder von »Menschen mit depressiven Symptomen« oder auch nur von »depressiven Reaktionen«, ohne dass klar ist, was genau damit gemeint ist. Was weniger an den Laien als an den Fachleuten auf diesem Fachgebiet liegt, die diese Verwirrung stiften und an die Medien weitergeben. Das beweist im Übrigen einmal mehr, wie unklar und häufig auch willkürlich eine genaue Definition der Depression selbst für sie ist. Und es zeigt einmal mehr, wie dringend notwendig eine klare und eindeutige Diagnose ist.

Da besonders Kinder die Opfer der Folgen der Pandemie sind, denn in ihrem Alter werden die Weichen für eine depressive Entwicklung gestellt, gehe ich am Ende des Kapitels darauf noch einmal gesondert ein, sie verdienen unsere besondere Aufmerksamkeit. Denn wenn im Zusammenhang mit der Pandemie von Depression oder depressiven Symptomen gesprochen wird, wird die Gefährdung der Kinder in Bezug auf eine depressive Entwicklung oft übersehen oder kaum zur Sprache gebracht.

Die Folgen der Pandemie

Die Jahre der Coronapandemie waren für die meisten Menschen eine schwierige Zeit. Sie dauerte eine gefühlte Ewigkeit an und wirkt bis heute in alle Lebensbereiche hinein. Zudem geht man davon aus, dass sie noch lange nicht vorbei ist. Alle Lebensbereiche waren von der Pandemie betroffen und sind es häufig für viele immer noch. Es hat sich etwas verändert dadurch. Niemand konnte sich dieser besonderen Situation und der Stimmung, die in dieser Zeit herrschte, entziehen.

Corona hat mit den verschiedenen Virusmutationen Ängste geschürt, beherrschte die Gespräche und schaffte eine Atmosphäre von Unsicherheit, Unberechenbarkeit und Ausgeliefertsein. Ruhe, Sicherheit, Zuversicht, Gelassenheit und Selbstverständlichkeit blieben häufig auf der Strecke. Und auch, wenn sich die Lage wie in den Vorjahren im Sommer immer etwas entspannt hat, wird die Pandemie im Herbst und Winter wieder zum Thema werden.

Blicken wir zurück: Der Berufsalltag hat sich durch Corona verändert, die Schulsituation verschlechtert, die Freizeit geschmälert, Kontakte mussten eingeschränkt werden oder kamen ganz zum Erliegen, begleitet von der Angst vor Ansteckung und der Bedrohung, selbst Opfer des Virus zu werden oder Long Covid zu bekommen Die als unendlich empfundene Dauer des Ausnahmezustandes, die zunehmend schwindende Zuversicht, der abnehmende Glaube an die Politiker und das Misstrauen in die Wissenschaftler legten sich den Menschen aufs Gemüt, zehrten an ihren Kräften und erschwerten jeden Versuch, Normalität zu leben. Das heißt aber auch, dass zunehmend mehr Menschen und solche, die besonders unter der Situation gelitten haben, Symptome zeigten und immer noch zeigen, wie wir sie von der Depression her kennen. Mit der heute gängigen Diagnostik ist es jedoch nicht möglich, einen Zustand als eindeutig depressiv zu identifizieren, schon gar nicht, wenn die Corona-Situation als Ursache und die Depression als ihre Folge ausgegeben wird. Fragen sollte man sich in diesem Zusammenhang auch, weshalb die Coronazeit für einige schicksalshaft war, andere weniger berührt wurden und wiederum andere bis heute unter ihren Folgen leiden.

Es heißt also, Corona habe die Menschen depressiv werden lassen, die es noch nicht waren, und diejenigen noch depressiver gemacht, die bereits darunter litten. Aber stimmt diese Aussage?

Die Notwendigkeit einer angemessenen Diagnostik

Ohne eine eindeutige Diagnose, die wirkliche depressive Zustände von normalen Reaktionen und emotionalen Belastungszuständen (EBZ) unterscheiden kann, bleibt jede Statistik unklar und ungenau in ihren Aussagen. Weshalb ist das wichtig? Eine differenzierte Diagnosestellung soll und kann Gesunde davor schützen, plötzlich zu psychisch kranken Menschen erklärt zu werden, und dazu beitragen, dass wirklich depressive Menschen auch als solche erkannt werden. Eine solche Eindeutigkeit müsste eigentlich als verbindlicher Standard für jede Diagnose selbstverständlich sein.

Der Begriff »Depression« wird häufig deshalb so schnell herangezogen, weil man immer noch in den alten Gleisen denkt und betonen will, wie gravierend der jeweilige Zustand und wie stark das Leiden der Menschen ist. »Depressiv« meint immer auch eine Steigerung von sich schlecht fühlen, deprimiert sein im Sinne von »schlimm« und »gravierend«. Als Höhepunkt des Leidens und als Worstcase-Szenario wird dann meist die Depression herangezogen.

Nehmen wir das Beispiel chronischer Schmerzen. Wer lange unter starken Schmerzen leidet, wird mit der Zeit müde, dieses Leiden auszuhalten. Er wird weniger Interesse am Leben zeigen, weniger unternehmen wollen, stiller und in sich gekehrter werden. Er wird weniger Freude erleben und zeigen und im Gesamten einen eher gedämpften Eindruck vermitteln. Das sind aber ganz normale, nachvollziehbare und keineswegs depressive oder gar krankhafte Reaktionen auf diesen Schmerz. Meist sind es auch Versuche, mit den gegebenen Schwierigkeiten bestmöglich umzugehen.

Es darf nicht sein, dass Menschen aufgrund einer recht unverbindlichen Diagnose zu Depressiven und psychisch Kranken abgestempelt werden. Meist wird eine solche Diagnose dann bei jedem Arztwechsel mitgenommen und bleibt zudem im Gedächtnis und im Alltag wie eine Klette ein Leben lang dem Menschen anhaften. Es gibt heute wahrscheinlich kaum eine Diagnose, die so verschleiert und irreführt wie die der Depression. Es kann andererseits auch nicht sein, dass depressive Menschen von Fachleuten nicht als solche erkannt werden und damit nicht die Betreuung und Behandlung bekommen, die sie brauchen.

Für die Diagnose Depression sind neben den Symptomen zusätzliche Kriterien notwendig, die ihr zu Klarheit und Eindeutigkeit verhelfen, um nicht im Unverbindlichen, Unklaren und Missverständlichen zu bleiben. Dass Menschen aufgrund ihrer Symptomatik in gleicher Weise leiden können wie wirklich depressive Menschen, lässt die Diagnose zu einem Zufallsbefund werden, solange man nicht die *ganze* Entstehungsgeschichte einer Depression, wie ich sie in diesem Buch beschrieben habe, berücksichtigt. Dann ist die Gefahr groß, zu schnell und fälschlicherweise von einer Depression zu sprechen und entsprechend zu behandeln. Wahrscheinlich ist man sich dessen vielerorts bewusst und spricht deshalb als Folge der Pandemie auch »nur« von einer Zunahme depressiver Symptomatik. Das zumindest lässt offen, ob es sich nun um eigentliche Symptome einer Depression, um depressionsähnliche Symptome oder einfach die Reaktion auf einen emotionalen Belastungszustand handelt.

Wie gravierend eine Situation auch ist: Ohne depressive Entwicklung kann der betroffene Mensch zwar vielfältigste Verhaltens- und Gefühlssymptome zeigen, ist aber nicht als depressiv einzustufen.

Jemand kann traurig, verzweifelt, desorientiert, aggressiv oder gelähmt, ängstlich oder panisch sein. Er kann sich nicht mehr konzentrieren können, seine Gedanken drehen sich nur noch um das angstmachende Ereignis. Er kann unfähig sein zu arbeiten, und das über Wochen und Monate. Mit zunehmender Dauer des Ausnahmezustandes werden die Gefühle von Ohnmacht und Ausgeliefertsein übermächtiger, werden die psychischen und physischen Auswirkungen und Reaktionen ausgeprägter. Die Betroffenen werden noch müder, verlieren an Geduld und Zuversicht, müssen immer mehr kämpfen und sich überwinden, um ihren Alltag zu leben. Sie können traumatisiert sein und nicht in der Lage, ihre momentane Situation zu erfassen und zu verändern. Doch trotz alledem: Eine Depression ist es deswegen nicht. Dies so zu sehen, ist für den behandelnden Arzt wichtig.

Es gilt: Die Depression ist niemals eine augenblickliche Reaktion auf eine belastende Lebenssituation, sondern immer Ausdruck eines im Lauf der Jahre entwickelten Lebensstiles. Depressive waren *vorher* depressiv, sind es während der Coronazeit und werden auch danach depressiv sein, wenn ihre Depression nicht behandelt wird. Die Depression geht tiefer, prägt Lebensform, Lebenserwartungen und Lebensgefühl, und zwar stärker, als es alle äußeren Umstände vermögen.

Die Depression geht nicht einfach vorüber, wenn sich die Situation verändert, aufhellt und normalisiert. Es kann sein, dass der depressive Zustand, wenn er sichtbarer geworden ist, sich durch schonendes und rücksichtsvolles Verhalten vom prämanifesten Zustand in den latenten zurückentwickelt. Der latente Zustand ist und bleibt aber immer ein Zustand der Depression – die Betroffenen bleiben depressiv. In der Coronazeit aber ging und geht es in erster Linie um emotionale Zustände, die dem Bild einer Depression zweifellos nahekommen können, aber weniger um das, was Depressive wirklich ausmacht.

Wie haben Menschen diese Zeit erlebt und überlebt?

Für Menschen, die nicht von einer Depression betroffen sind, war die Coronazeit Neuland. Sie konnten sich aber offen anderen darüber mitteilen und auch äußern, dass sie unter dieser Zeit gelitten haben. Die persönliche Befindlichkeit wurde zum

Thema und durfte es auch sein. Man sprach miteinander, selbst wenn man sonst verschlossen war, wenn es um Persönliches ging. Wahl- und Entscheidungsmöglichkeiten waren beschränkt, das Leben wurde einem vorgeschrieben, überall Verbote, Abstand, keine Berührungen – da fühlten sich alle nicht wohl, und es war für die meisten ein »Nicht-Leben«, über das sie sich informiert und miteinander gesprochen haben.

Die Reaktionen auf Corona fielen im Übrigen ganz unterschiedlich aus. Es gab Menschen, die es kaum erwarten konnten, bis alles wieder so ist wie früher, und andere, die sich mit einem Leben auch nach Aufhebung der meisten Maßnahmen immer noch viel schwerer tun als zuvor. Auch gelang es vielen, an der Situation Neues und Positives zu entdecken: Plötzlich hatte man mehr Zeit für sich und die Familie, endlich kam man dazu, wieder zu lesen, mit anderen im Kontakt zu bleiben oder wieder Kontakt aufzunehmen. Man ging mehr spazieren und wandern, was man sonst vielleicht nicht gemacht hätte. Es gab also jene, die ganz gut mit der neuen Situation zurechtkamen. Nicht, dass sie immer gute Laune gehabt und auf diese Zeit nicht geschimpft hätten. Aber sie verfügten über mehr Möglichkeiten, sich anzupassen. Vielleicht waren es Menschen, die schon immer gewohnt waren, sich in schwierigen Situationen zu behaupten. Vielleicht lag ihre Toleranzschwelle gegenüber unbekannten Situationen höher, vielleicht hatten und haben sie einfach auch andere Ansprüche an sich und ans Leben, können besser mit Spannungen und Unsicherheiten umgehen, mit vorübergehendem Rückzug oder mit dem Gefühl, für sich allein zu sein, wenn es eine Zeit lang keine ausreichenden Kontaktmöglichkeiten gibt. Es geht nicht darum, zu werten. Aber für sie ging das Leben trotz allem weiter. Sie schafften es immer wieder, Freude zu finden, Momente der Befriedigung zu erleben und die Flamme der Zuversicht und Hoffnung nicht ausgehen zu lassen. Sie lebten ihr Leben, zwar eingeschränkt und nicht so, wie sie es unter anderen

Umständen tun würden, aber sie schafften es, ohne allzu große Ängste und Unsicherheiten erfüllt zu leben. Sie waren gezwungenermaßen weniger aktiv, weniger sozial vernetzt, aber in der Lage, sich Ausgleich zu verschaffen.

Und dann gibt es, wie bereits erwähnt, Menschen, die in dieser Zeit besonders gelitten haben, auch wenn sie sich nicht weniger bemühten als andere, das Beste aus ihrer Situation zu machen. Aber die Umstände zogen sie runter, sie konnten sich nicht wehren. Die Umstände waren stärker als sie. Sie waren mit Stimmungen konfrontiert, die ihnen nicht passten, die sie nicht wollten, die sich einfach einnisteten und sich nicht mehr verdrängen ließen. Sie mussten sich zu allem zwingen und aufraffen. Sie konnten sich einfach nicht die meiste Zeit mit sich allein beschäftigen, wollten es auch nicht. Immer allein zu sein war ungewohnt, Freunde fehlten, die gewohnten Freizeitmöglichkeiten waren stark eingeschränkt oder fielen ganz weg. Soziale Beziehungen und damit verbundene Gruppenerlebnisse waren plötzlich nicht mehr möglich. Sich eine positive Einstellung zu bewahren, sich selbst zu motivieren, bewusst für sich zu sorgen, für sich Verantwortung zu übernehmen und nicht passiv auf das Ende der Pandemie zu warten, war ihnen nicht möglich. Alle diese Reaktionen sind durchaus nachvollziehbar. Die veränderten Umstände haben ihnen Angst gemacht, lähmten sie und belasteten ihre Seele. Sie wollten es anders, bemühten sich, aber es gelang ihnen nicht. Statt Zuversicht und Hoffnung nisteten sich Frust und Enttäuschung in ihrem Leben, in ihrem Herzen ein. Eine solche Reaktion auf eine schwierige Zeit ist verständlich – aber deswegen ist man weder depressiv noch krank, wohl aber emotional höchst belastet.

Corona als emotionaler Belastungszustand

Je länger die Coronazeit dauerte, desto stärker empfanden und litten einige. Alles belastete sie und emotionale Belastungen stressen. Permanenter Stress wirkte sich körperlich wie psychisch so sehr aus, dass sie die Belastung nicht mehr loswurden und sie mit sich herumschleppten wie einen Zentnerstein. Permanenter Stress macht dünnhäutig und verletzlich. Damit sind diese Menschen all den Widrigkeiten des Alltags während und wohl auch nach Corona noch mehr ausgesetzt. Ihre Resistenz und Abwehr wurden löchrig und anfällig. Sie schleppten immer mehr mit sich herum, hatten immer weniger Kraft, sich aufzuraffen, sich zu motivieren und positiv vorwärtszublicken.

Betroffene schlitterten immer mehr in einen Zustand, den ich bereits vorgestellt habe und als emotionalen Belastungszustand (EBZ) bezeichne. Dauert er weiter an, mit oder ohne Corona, wird das Leben für sie so schwierig, dass sie Hilfe brauchen, um den Tag meistern zu können. Dann sind sie in einem Zustand, den man durchaus als Krankheit bezeichnen muss. Aber eine Depression ist es deswegen nicht. Diese Menschen sind nicht depressiv.

Wer ist gefährdet, in einen emotionalen Belastungszustand zu geraten? Es sind Menschen, die sich schwertun in einer solchen Zeit, weil sie nicht gelernt haben oder es ihnen nicht entspricht, sich mit sich zu beschäftigen, Stille zu ertragen und häufig allein zu sein.

Es sind Menschen,

- die andere brauchen, um sich zu spüren, um das Gefühl zu haben, zu leben, jemand zu sein;
- die in ihrem Selbstwert schnell erschüttert sind und ständig »Nachschub« an Bestätigung brauchen;
- die im Zusammensein mit anderen auftanken und sich bei ihnen Anregungen, Initiative und Ideen holen;
- die wenig Möglichkeiten haben, ihre Gefühle zu erkennen;
- die hilflos sind im Umgang mit emotionalen Dingen und immer Impulse und Anregungen von anderen brauchen;
- die sich vor allem mit anderen Menschen zusammen wohlfühlen;

- die gern im Team arbeiten, Sport mit anderen treiben;
- die viel Freiheit brauchen, zu tun und zu lassen, was sie wollen;
- die sich im Zusammensein und im Austausch entfalten können und diesen Austausch für sich brauchen;
- die das Alleinsein als eine Verarmung empfinden und die Situation, nicht mit anderen zusammen sein zu können, als ein nichtgelebtes Leben;
- die sensibler, auch ängstlicher oder psychisch anfälliger sind als andere, ebenso auch Menschen mit einem feineren Nervenkostüm.

Die Reaktionen Betroffener auf die belastende Coronazeit sind sehr vielfältig: Manche sind eher stimmungsmäßig gedämpft, zweifeln und haben Angst, andere sind passiv und ohne Antrieb, wieder andere ziehen sich ganz zurück oder reagieren zunehmend mit Aggression und emotionalen Ausbrüchen. Die Erfahrung von Ohnmacht und die enttäuschte Hoffnung, dass alles schnell vorbeigeht und sie wieder in ihr normales Leben zurückkehren können, bewirkte, dass sie mit sich immer weniger zurechtkamen. All das sind Folgen und Formen emotionaler Belastungszustände, aber es bleiben Reaktionen auf schwierige äußere Zustände. Viele reagierten auf eine Art, die sie vorher von sich nicht kannten, was sie vor sich selbst erschrecken oder einfach hinnehmen ließ, wie es war.

Es können sich nicht alle Menschen schnell und effektiv mit einer neuen Situation arrangieren, und nicht alle haben die Ressourcen, sich immer wieder neu auf Unsicherheit und Unberechenbarkeit, auf Ohnmacht und Unfreiheit einzustellen. Zudem sind nicht alle Menschen gleich verletzlich und empfindsam. Die emotionalen Belastungszustände (EBZ) sind nicht weniger ernst zu nehmen als die eigentliche Depression. Doch für diese Zustände ist weder die Etikettierung als »Depression« noch als »psychische Krankheit« erforderlich, um das Leiden der betroffenen Menschen zu respektieren und ernst zu nehmen. Man kann die Betroffenen verstehen und nachvollziehen, was in ihnen vorgeht.

Je länger die Coronazeit dauern wird, desto mehr Menschen werden Verhaltensweisen zeigen, die wir auch bei Depressiven beobachten. Nichtdepressive Menschen werden jedoch selbst bei einer Verschlechterung ihres Zustandes nicht in eine Depression geraten. Wer nicht depressiv war zu Beginn der Pandemie, wird auch nicht depressiv, wenn die Inzidenz von Neuem einen Höchststand erreicht. Dennoch steigt in den Statistiken und Studien die Anzahl der als depressiv Eingestuften immer noch weiter an. So verwundert es nicht, dass auch der Verbrauch an Antidepressiva in dieser Zeit massiv zugenommen hat.

Emotionale Belastungszustände sind keine depressiven Zustände, werden aber zu Krankheitszuständen, wenn den betroffenen Menschen die Kraft fehlt, auf ihr Wohlergehen zu achten und den Alltag eigenständig zu bestreiten. Sie sind dann auf Unterstützung und medizinische Hilfe angewiesen, und trotzdem kann man in einer solchen Situation nicht von einer Depression sprechen. Es gibt einen ganz einfachen und zwingenden Grund, weshalb die so Betroffenen nicht depressiv sind:

EBZ sind Reaktionen auf belastende Umstände, die Menschen überfordern und erschöpfen. Sie leiden an den äußeren Umständen. Depressive dagegen leiden an sich. Genau diese Unterscheidung macht die medizinische Diagnose nach ICD-10-Katalog jedoch nicht.

Die Entwicklung eines Menschen in einen emotionalen Belastungszustand zeigt die gleiche Dynamik, wie wir sie bei Depressiven finden: Stress, Überforderung und Erschöpfung und in der Folge all die Symptome, die von Außenstehenden und vielen Fachleuten irrtümlich für Symptome einer Depression gehalten werden. Entscheidend aber bleibt die unterschiedliche Vorgeschichte.

Depressive sind gestresst aufgrund ihrer Verhaltensweisen, die sie im Kindesalter erlernt haben. Sie können genau die gleichen Symptome entwickeln wie Menschen mit EBZ, mit dem Unterschied, dass ihr Verhalten geprägt ist von den bereits mehrfach angesprochenen depressiven Mustern. Ihre spezielle Ausprägung formt ihren Lebensstil und wird in ihrer Persönlichkeit sichtbar. Das ist bei Menschen mit EBZ nicht der Fall. Anders ist auch, dass Depressive ohne Therapie nach dem Ende der Pandemie ihre depressiven Strukturen und Verhaltensweisen behalten. Das äußere Erscheinungsbild, die Symptome von EBZ und Depression rechtfertigen nicht, beide Zustände in denselben Topf zu werfen.

Manche Menschen, die nicht depressiv sind, geraten bei länger andauernden belastenden äußeren Zuständen in einen emotionalen Belastungszustand.
Depressive Menschen haben eine Entwicklung zur Erwachsenendepression und zur depressiven Persönlichkeit durchgemacht. Ihr Verhalten ist bestimmt durch die depressiven Muster und ist keine Reaktion auf äußere Zustände.
Depression und EBZ sind nicht pauschal eine Krankheit, sondern werden erst in ihrer endgültigen Form pathologisch, wenn physische und psychische Zustände das Fortführen des bisherigen privaten und beruflichen Lebens erschweren und/oder verunmöglichen und der Einsatz von Medikamenten oder eine Hospitalisierung notwendig werden.

Warum depressive Menschen die Coronazeit oft besser überstehen

Der Boden, auf dem sich die Menschen während der Pandemie bewegten, war brüchig. Für Depressive bedeutet das, noch mehr die Erwartungen der anderen zu erfüllen, sich noch mehr anzupassen, möglichst alles mit sich selbst auszumachen, sich nicht in den Mittelpunkt zu stellen und seine Mitmenschen nicht noch mehr zu belasten, als sie es schon sind. Die Pandemie rief Verhaltensmuster auf den Plan, die sie gelernt haben, um als Kind mit Angst, Unsicherheit und Brüchigkeit umgehen zu können und die nun verstärkt werden. Mit der Verstärkung nehmen auch Überforderung, Stress und Druck zu. Das ist für Betroffene der schwierige Teil ihres Umgangs mit der Pandemie. Auf der anderen Seite ist es aber so, dass es ihnen im Gegensatz zu den Menschen mit EBZ nicht wirklich schlechter geht, denn sie sind es gewohnt, unter schwierigen Umständen zu funktionieren und Leistung abzurufen. Sie sind es gewohnt, dass es ihnen nicht gut geht, dass sie nicht glücklich sind. Das war bisher so und änderte sich auch nicht während der Pandemie. Doch selbst wenn ihnen dieses Leben durchaus vertraut ist, geht es ihnen an die Substanz. Für sie ist diese Zeit eine Art von Retraumatisierung: Sie durchleben noch einmal die Ängste und Unsicherheiten aus ihrer Kindheit. Die gelebten und gewohnten Verhaltensmuster werden fordernder und starrer. Dass sie diese in den vergangenen Jahren eingeübt und immer mehr perfektioniert haben, macht es ihnen wiederum einfacher. Tendenziell aber werden die Latenzzeiten der Depression kürzer und die manifesten Phasen häufiger.

Auch Depressive litten, wenn sie ihre Arbeit verloren, auch sie hatten Angst, angesteckt zu werden und in Quarantäne zu müssen. Auch ihnen fehlten andere Menschen, auch sie vermissten ihre Freiheit. Aber sie waren nicht mehr die einzigen »Außenseiter«. Allen ging es ähnlich und niemandem besser. Alle saßen im gleichen Boot. Von ihren Mitmenschen hörten sie, dass auch sie Angst und keine Kraft mehr haben, sich zu allem aufraffen müssen, müde sind, obwohl sie eigentlich weniger unternehmen als vorher. Sie hörten von ihren Befürchtungen, Zukunftsängsten, diesem unguten Gefühl, das alle ständig mit sich herumtrugen. Das aber kannten sie bereits ausreichend und schon viel länger. Es ist ihr permanentes Lebensgefühl. Und vor allem wissen sie, dass es ihnen nicht besser gehen wird, sollte die Pandemie einmal wirklich vorbei sein. All das, was ihnen Mühe macht, tragen sie in sich, gehört zu ihnen. Für die anderen aber verbessert sich mit Ende der Pandemie ihr Zustand und sie werden alles tun, um diese Zeit dann möglichst schnell zu vergessen und all das nachzuholen, was sie verpasst haben und was man ihnen genommen hat. Für sie wird diese Phase eine Episode in ihrem Leben sein, für Depressive aber ist das ihr Leben.

Weniger Kontakte zu haben, half Betroffenen daher zunächst, es ging ihnen besser, denn sie gerieten weniger unter Druck. Sie wurden eher in Ruhe gelassen, mussten sich weniger zusammennehmen und den anderen etwas vormachen. Depressive sind Menschen, die alles mit sich selbst ausmachen, und deshalb fehlten ihnen die Auseinandersetzung und Gespräche mit anderen nicht mehr als vorher. Weniger Kontakte bedeutet weniger Spannungen und weniger Ängste. Sie sind es gewohnt, so zu leben, weil es ihrem depressiven Verhaltensrepertoire entspricht, das ihr Leben prägt und ihre Persönlichkeit geformt hat. Natürlich sind sie nicht immun gegenüber all den Einflüssen und Veränderungen seit Beginn der Pandemie. Auch sie können sich dem nicht entziehen, aber sie sind vorbereitet und gerüstet und müssen keine neuen Einstellungen und Verhaltensweisen lernen. Sie bewegen sich auf vertrautem Gelände. Die herrschende Unsicherheit vermag nicht die Ängste auszulösen wie bei nichtdepressiven Menschen. Diese Veränderung der äußeren Situation mag ihnen das Leben erleichtern, aber sie bleiben dieselben, die sie schon vor und während der Pandemie waren. Die Muster des Erlebens, ihre Einstellung zu sich und zum Leben sind so in ihre Persönlichkeit integriert, dass der Wechsel äußerer Bedingungen in ihrem Inneren nichts zu verändern mag. Im Grunde lebt der depressive Mensch mit seinen depressiven Mustern in dieser schwierigen Zeit wie gewohnt, daher geht es ihm nicht grundsätzlich schlechter als vorher. Es ist nicht falsch zu behaupten, dass seine Schwäche in diesen Zeiten seine eigentliche Stärke ist. Die Welt ist unsicher geworden, und man teilt diese Unsicherheit mit allen anderen, man ist nicht mehr irgendwie anders. Das ist neu. Man ist nicht anders, aber trotzdem besser ausgerüstet für das Unsichere in dieser Zeit und der Ohnmacht weniger ausgeliefert.

Die depressiven Muster sind in dieser Situation so etwas wie eine Stütze. Und das unterscheidet Depressive wesentlich von anderen Menschen:

- sie sind souveräner und stabiler in schwierigen Situationen und weniger angewiesen auf Abwechslung und Zerstreuung;
- sie erwarten weniger Hilfe von außen und dass es ihnen aufgrund äußerer Vorkommnisse gut geht;
- sie sind weniger schnell am Limit, weniger schnell enttäuscht und frustriert;
- ihre Art des Handelns macht sie unabhängiger von äußeren Begebenheiten;
- sie sind resistenter gegenüber und gewappneter für Umweltkonstellationen, denen nichtdepressive Menschen eher ausgeliefert sind und die kaum über die entsprechenden Strategien und Fähigkeiten verfügen, damit umzugehen.

Die depressiven Muster sind in dieser Zeit hilfreich, aber es bleiben Muster, die sich im Lauf der Zeit gegen sie wenden und ihnen das Leben erschweren.

Die Pandemie als Nährboden einer depressiven Entwicklung in der Kindheit

Wenn wir uns vor Augen führen, dass die depressive Entwicklung im Kindesalter beginnt, dann weist das auf eine Gefahr hin, an der die Pandemie massiven Anteil haben kann. Denn die Coronazeit griff besonders tief in das Leben der Kinder ein. Viele Eltern waren damit überfordert, die Kinder ständig um sich zu haben, ohne diese Zeit produktiv mit ihnen teilen zu können. Oft musste die Arbeit im Homeoffice vorgehen, was zu Spannungen und vielen Missverständnissen führte. Häufig herrschten in den Familien eine dauernde Anspannung und Gereiztheit, die nicht nur die partnerschaftliche Beziehung mit Schuldzuweisungen und Unverständnis belastete, sondern von den Kindern aufgenommen und als Bedrohung und Gefährdung der familiären Sicherheit und Geborgenheit empfunden wurde.

Alle waren nur noch genervt und die Kinder erfuhren und spürten die Überforderung der Eltern. Mit der Situation, dass alle immer zu Hause sind, kamen viele nicht zurecht. Zu nahe beieinander, keine Zeit für sich, immer nur Unruhe, Stress und Lärm. Kein Raum für Rückzug und Intimität, Muße und Erholung. Und immer die Ungewissheit: Wie geht es weiter, was wird als Nächstes kommen? All das machte müde, dünnhäutig und aggressiv. Die Kinder haben das hautnah miterleben müssen, auch wenn es einige unter ihnen gab, die es genossen haben, dass ihre Eltern in dieser Zeit mehr für sie da sein konnten als sonst.

Es ergab sich also für viele Kinder, auch wegen der lang anhaltenden Schulschließungen, eine Situation, die sie leicht in eine depressive Entwicklung bringen konnte. Denn Kinder brauchen und suchen Sicherheit in den Beziehungen, Sicherheit in der Familie. Dafür tun sie alles. Sie versuchen, keine neuen Probleme zu schaffen, sondern im Gegenteil das Leben der Eltern und damit der Familie zu verbessern oder dieses sogar zu retten. Sie übernehmen Aufgaben und Verantwortungen, die sie überfordern. Und genau auf diese Weise können depressive Muster, wie mehrfach betont, im Kindesalter entstehen.

Kinder bekamen während der Pandemie mit, wie ihre Eltern sich verändert haben, dass sie mehr miteinander stritten, weniger aushielten, schneller schimpften oder stiller wurden und mehr bei sich als bei ihnen waren. Sensible Kinder nehmen das wahr und beziehen es auf sich. Sie machen sich unsichtbar, sind besonders lieb, tun alles, damit die Situation nicht noch gefährlicher für sie wird, geben sich lustig, um die Eltern aufzuheitern, und machen Späße, um sie abzulenken. Alles typische Verhaltensweisen, die die Weichen zu einer depressiven Entwicklung stellen können.

Es sind aber die Eltern, die für eine solch brüchige, wenig Sicherheit gebende Familiensituation verantwortlich und damit auch für eine Weichenstellung in Richtung einer depressiven Entwicklung der Kinder sind. Nicht die Coronazeit mit ihren Einschränkungen für die Kinder ist maßgebend für die Weichenstellung, sondern die familiäre Situation. Auch dies – und darauf wurde bisher nicht eingegangen – sind Folgen der Pandemie, die länger andauern werden. Die Pandemie schuf den Nährboden für zukünftige Depressionen und die Zunahme an Betroffenen wird unsere Gesellschaft erst viel später zu spüren bekommen. Weil so viel Lärm gemacht wurde um alles, was in dieser Zeit anders und schlechter lief, werden die leisen Töne überhört und wird diese subtile Weichenstellung für viele Kinder übersehen.

11. Das besondere Verhältnis von Ärzt:innen zur Diagnose Depression

Wenn die eigene Befindlichkeit und persönliche Motive ärztliches Handeln bestimmen

Ärztinnen und Ärzte tragen eine große Verantwortung bezüglich der Stellung der depressiven Menschen in unserer Gesellschaft. Sie erläutern ihren Patienten, was eine Depression ist und ob sie unter dieser Krankheit, wie sie sie meistens nennen, leiden. Sie verschreiben Medikamente und Therapien dazu. Wer eine solche Diagnose aus ihrem Mund erfährt, wird sich und das Leben, das vor ihm liegt, anders sehen als bisher. Die Diagnose wird sowohl die Atmosphäre in der Familie bestimmen wie sich auch auf die Beziehungen zu anderen Menschen auswirken. Zukunftsprojekte werden plötzlich infrage gestellt: »Darf ich Kinder haben oder werden sie dann auch gefährdet sein, depressiv zu werden? Was machen Antidepressiva mit dem Ungeborenen? Sollen wir uns mit dem Hausbau verschulden, wenn ich so krank bin? Werde ich den Führungsposten bekommen, wenn sie im Unternehmen herausbekommen, dass ich depressiv bin? Werden sie mich weiterhin ernstnehmen oder bin ich jetzt jemand anderer für sie?«

Nicht mehr, was ein Mensch leistet, ist maßgebend, sondern dass er oder sie jetzt das Etikett »depressiv« mit sich herumträgt. Wahrscheinlich werden Betroffene sich anders verhalten als vorher. Sie werden versuchen, ihren Zustand zu verheimlichen, und stiller und schweigsamer werden. Sie werden sich selbst ins Abseits stellen und sich weniger zutrauen und vielleicht anderen den Vortritt lassen.

In diesem Zusammenhang ist es lohnend, einmal genauer auf die Mediziner zu schauen, die diese Diagnose tagein, tagaus nach den gleichen Vorgaben stellen. Dass die Depression eine Krankheit ist und deshalb ganz klar in die Hände der Ärzte und Ärztinnen gehört, ist für die meisten ebenso selbstverständlich wie sie nicht bereit sind, die pauschale Pathologisierung der Depression aufzugeben. Es stellt sich jedoch die Frage, ob dieses Verhalten nur mit der Diagnosestellung an sich zu tun hat oder ob dabei auch ihre Überlegung mitspielt, in dieser Angelegenheit die Meinungsführung zu behalten. Handelt es sich vielleicht auch um eine Machtfrage, nicht zuletzt bei den medizinischen Standesorganisationen, hier die Oberhoheit zu behalten? Denn wer federführend ist in einem Bereich, hat auch direktere Verbindung zu Behörden und PolitikerInnen, wird gehört und hat Einfluss, was wiederum die eigene Stellung in der Gesellschaft verbessert und stärkt. Vielleicht liegt es aber auch an den Ärztinnen und Ärzten selbst, dass sie aus persönlichen Motiven heraus von dieser Praxis der Diagnosestellung nicht abrücken wollen.

Ein anderes Verständnis der Depression wäre nicht nur für sie selbst, für ihre Patienten und deren Umfeld ein riesiger Gewinn, sondern für alle Menschen. Denn an ihnen liegt es zuallererst, dass es depressiven Menschen in unserer Gesellschaft besser gehen kann und sie sich weiterhin »normal« und dazugehörig erleben dürfen. Dass es aber für viele Ärzte und Ärztinnen schwierig ist, hinsichtlich dieser Thematik ernsthafte Schritte zu unternehmen und dabei ehrlich mit sich selbst umzugehen, wird in einem Interview mit dem Psychiater Professor Dr. Götz Mundle in der Zeitschrift »Psychologie heute« aus dem Mai 2020 deutlich, das den Titel trägt: »Das Leid der Heiler«. Er zeigt auf, dass es für viele Behandelnde problematisch ist, mit eigenen Schwierigkeiten und Emotionen umzugehen und dass die Gründe dafür häufig in ihrer Familiengeschichte zu finden sind. Ärztinnen und Ärzte haben zwar gelernt, auf andere einzugehen, so Mundle, nicht aber »für sich selbst zu sorgen. Auf die eigenen Beschwerden und Symptome zu achten, gelingt vielen nicht (…). Sie überschreiten die eigenen Grenzen, arbeiten bis zur äußersten Belastung, verdrängen ihre Bedürfnisse.« Weiter meint er, dass ihnen selbst häufig fehlt, sich angenommen zu fühlen und eine emotionale Bindung zu spüren, die nicht an eine Gegenleistung gebunden ist. Daraus resultiert bei vielen das Gefühl, mit ihren Sorgen und Bedenken allein zu sein und sich dabei auch keine Hilfe holen zu können. »Die bestehende Überforderung wird verdrängt«, schreibt Mundle weiter, »typische Stresssymptome wie chronische Erschöpfung, Schlafstörungen, Konzentrationsstörungen und Gefühle der inneren Leere stellen sich ein.« In diesem Zusammenhang könnte die Ursprungsfamilie eine entscheidende Rolle bei der Ausformung der Verhaltensmuster dieser Berufsgruppe spielen. Viele haben vielleicht in ihrer eigenen Kindheit erfahren, dass es gar nicht so sehr um sie als Person ging, sondern um Ansehen und Leistung. Aufgrund dieser Erfahrungen und der daraus gezogenen Schlüsse haben sie ein Selbstbild entworfen, das man so formulieren könnte: »Ich bin nicht wichtig. Mich gibt es nur, wenn ich die Erwartungen der Eltern erfülle. Ob mir das passt oder ob ich das will, interessiert nicht. Mich gibt es nur über die Leistung, und die ist für sie auch nicht etwas Besonderes, sondern selbstverständlich.«

Eine solche Beschreibung seiner selbst trifft im Kern die Ausgangsbedingungen und Grunderfahrungen, die für eine Entwicklung depressiven Verhaltens stehen. Was bedeutet, dass vermutlich eine nicht geringe Anzahl von Ärztinnen und Ärzten latent depressiv sind, etwas, das sich wohl die wenigsten eingestehen wollen und bei dem die wenigsten bereit sind, darüber zu sprechen. Es ist nicht in erster Linie das Leistungsdenken oder die Arztrolle, die sie zu ihrem Verhalten führen. Es sind sie selbst. Auf ihre familiäre Situation haben sie in einer Weise reagiert, dass sich die entsprechenden depressiven Muster herausbilden konnten, die nun ihren Stil im Umgang mit Menschen wie auch ihre depressive Persönlichkeitsstruktur geprägt haben. Dies trifft sicherlich nicht auf alle zu. Aber diese und ähnliche Strukturen findet man in vielen Ursprungsfamilien von Behandelnden. Es ist zudem auffallend, dass in kaum einer anderen Berufsgruppe heute immer noch so viele Kinder denselben Beruf wählen wie ihre Eltern.

Behandelnde mit einem solchen Hintergrund bleiben innerlich einsam. Unter den Menschen und doch allein. Die berufliche Rolle verschafft ihnen Respekt und nicht selten zusätzliche Distanz, nicht aber Wärme und Nähe. Unter dem Mantel notwendiger professioneller Distanz kann man sich und das eigene Unvermögen und Leiden sehr gut verstecken. Hinzu kommt das knappe Zeitbudget, sich einem Patienten kaum noch angemessen zuwenden zu können.

Es sind die von mir oben beschriebenen Muster, die sich im Lauf der Jahre entwickelt und verfestigt haben und die Teil der Persönlichkeit vieler Ärzte und Ärztinnen geworden sind. Diese bestimmen das Leben mehr als alle anderen Persönlichkeitsaspekte, auch wenn sie in ihrer Bedeutung nicht wahrgenommen werden. Ärzte und Ärztinnen mit einer depressiven Entwicklung überfordern und übergehen sich, was mit der Zeit zu permanenter Erschöpfung und chronischem Stress führt. Dieser Prozess spielt sich im Verborgenen und im Hintergrund als Dynamik des Verhaltens ab. Stress und Überforderung werden nicht als erworbene Verhaltensmuster gesehen, weil diese so eng zu ihnen gehören und dabei als ich-nah erlebt werden: »Ich bin schon immer so gewesen.« Ihre Überforderung manifestiert sich über weite Strecken jedoch nicht in der im ICD-10-Katalog beschriebenen Systematik. Daher ist es für diese Ärzte und Ärztinnen klar: Wenn sie die dort beschriebenen Symptome an sich nicht oder nur in geringer Ausprägung feststellen, können sie auch nicht depressiv sein. Dann bieten sich als Begründung für ihre Müdigkeit, Erschöpfung, Nervosität, Schlaflosigkeit und all die anderen Zeichen, die mit Dauerstress verbunden sind, andere Erklärungen an: berufliche Überlastung, emotionaler Druck, administrativer Überhang. So muss man sich nicht weiter mit sich beschäftigen.

Depressiv zu sein und es nicht sehen können oder wollen,

zeichnet das Leben vieler Mediziner aus – nicht zuletzt aufgrund ihrer diagnostischen Praxis, die ihnen dabei hilft: Die bloße Aufzählung der Symptome nach ICD-10 kommt ihnen sehr entgegen. Sie sind Beweis dafür, selbst nicht depressiv zu sein, und helfen ihnen andererseits, die Diagnose Depression bei anderen stellen zu können, ohne sich besonders auf ihre Patienten einlassen zu müssen. Man bleibt zu sich selbst und anderen auf Distanz, und damit fühlt man sich vertraut und sicher. Wenn man sich an das ärztliche Diagnoseschema hält – was die ärztliche Standesordnung und Sorgfaltspflicht verlangen –, tut man »alternativlos« das, was man als Arzt eben tun muss.

Wer immer auf andere schaut, wer nur Pflicht und Verantwortung vor Augen hat, wird froh sein, wenn er bei Depressiven beim Symptomkatalog bleiben kann und sich nicht im Spiegel der Patienten anschauen muss. Betroffene sind vielen Behandelnden, die ein Gespür von sich bewahrt haben, mit ihrer depressiven Struktur durchaus vertraut und gerade deshalb auch wieder sehr weit entfernt von ihnen. Was man nicht gern bei sich selbst sieht, will man auch nicht bei anderen sehen. Man will nicht daran erinnert werden. Man will das Bild der souveränen Ärztin oder des distanzierten Arztes bewahren, auch vor sich selbst, weil man ein anderes von sich schlecht erträgt.

Als Ärztin oder Arzt ist es in unserer Gesellschaft nicht von Vorteil, selbst Probleme zu haben. Wer anderen hilft, Probleme zu lösen, darf selbst keine haben, sondern geht souverän mit allem um, allein schon, um die Patienten nicht zu verunsichern und zu enttäuschen. Man weiß um die Stigmatisierung depressiven Geschehens und will nicht in diese Ecke gedrängt werden. Auch deshalb werden sich die wenigsten Ärztinnen und Ärzte eingestehen, dass sie depressiv sind. Der Titel des oben zitierten Artikels lautet »Das Leid der Heiler: Die Ärzte erkranken besonders oft am Erschöpfungssyndrom.« Eigentlich müsste es heißen: Viele Ärzte sind depressiv und leiden an einer depressiven Überforderung, die sie aber vielfach nicht wahrhaben und sich nicht eingestehen wollen, können oder dürfen. Der Autor des Artikels versucht, die Mediziner zu verstehen und aufzuzeigen, weshalb viele so schlecht mit dem eigenen Leiden umgehen und sich kaum helfen lassen können. Mit seiner Erklärung, dafür ein Erschöpfungssyndrom verantwortlich zu machen, verbaut er sich gleichzeitig die Sicht auf die depressiven Strukturen, die diesem Zustand zugrunde liegen. Schade, dass er nicht einen Schritt weitergeht. Beispielsweise sagt er im selben Interview über Ärztinnen und Ärzte in ihrer Kindheit: »Man musste sich stets allein durchbeißen und bekam in der Familie nur dann Anerkennung, wenn eine entsprechende Leistung erbracht wurde. Dabei spielten Gefühle wie Überforderung, Schmerz oder Traurigkeit keine Rolle, diese durften nicht sein.«

Aus dieser Erklärung ließe sich jedoch auch der Schluss ziehen, dass viele Ärzte und Ärztinnen im Innersten nur wenig Verständnis für depressive Menschen aufbringen können oder nicht in der Lage sind, wirklich empathisch auf die Patienten einzugehen, weil sie bei sich selbst die Entwicklung hin zu einer Depression verspüren. Dann sind sie für die Patienten nicht offen, nicht bereit, sich in der Arzt-Patienten-Beziehung von ihnen berühren zu lassen und den möglichen Ursachen einer Depression, die sie ihren Patienten attestieren, weiter nachzugehen. Für viele von ihnen ist das aus den oben erwähnten Gründen immens schwierig, wenn nicht gar unmöglich, denn die Patienten zu verstehen und nach der Herkunft ihres Leidens zu forschen, würde bedeuten, sich auch mit sich selbst zu konfrontieren. Da schaut man lieber weg, zieht sich auf die Rolle des souveränen Arztes zurück und orientiert sich an Symptomaufzählungen und Tabellen. Diese Strategie ist gefahrlos, da kennt man sich aus. Sie mag auch eine Zeit lang funktionieren, doch irgendwann hilft sie auch den Behandelnden nicht weiter.

Ärztinnen und Ärzte mit einer Depression im Hintergrund sind weniger belastbar, als sie denken, Stress und Überforderung beeinträchtigen sie stärker, als sie sich eingestehen. Depressive Muster verändern sich zudem durch Ignorieren und Wegschauen nicht. Sie haben die Rolle des starken und unverwundbaren Menschen übernommen, auch weil sie sich nie wirklich mit sich auseinandergesetzt haben. So bemerken sie es häufig nicht, wenn sie über ihre Grenzen gehen und sich überfordern. Sie realisieren meist zu spät, dass sie auf einer Einbahnstraße in Richtung Selbstzerstörung unterwegs sind.

Es ist nicht die Arbeit, nicht ihre Rolle als Arzt oder Ärztin, die sie zu diesem depressiven Verhalten geführt hat, sondern es ist ihre Persönlichkeit. Solange sie diesen Perspektivwechsel nicht vollziehen und nicht sehen können, dass die depressiven Verhaltensmuster verantwortlich für die Depression sind, und stattdessen an der Symptomsystematik hängen bleiben, wird sich in ihrer Einstellung der Depression gegenüber nichts verändern.

Der äußere Druck auf Ärzte

Ich bin überzeugt, dass viele Ärzte und Ärztinnen ihren Beruf mit Herzblut ausüben, obwohl eine nicht geringe Zahl von ihnen diesen nicht unbedingt aus einer inneren Berufung heraus gewählt hat. Wie will man bewusst entscheiden, wenn man sich nicht kennt, wenn man sich ausweicht? Der Beruf ist ihnen vertraut, intellektuell bringen sie alles Nötige mit, er ist anspruchsvoll und gesellschaftlich hoch angesehen, man verdient nicht schlecht und er birgt viele Möglichkeiten der Spezialisierung. Was spricht dagegen?

Was immer die Betroffenen auf den Gedanken gebracht hat, diesen anstrengenden Beruf zu wählen, an ihnen wird deutlich, dass depressive Menschen mehr als nur gut funktionieren und klar denken können, selbst wenn sie belastet sind, dass sie fähig sind, schwierige Arbeiten und ein hohes Maß an Verantwortung zu übernehmen, auch in äußerst schwierigen und komplexen Situationen sorgfältig und gewissenhaft zu arbeiten, dass sie hohen Ansprüchen genügen. Ich bin überzeugt, dass der Großteil der Ärzte und Ärztinnen trotz Ermüdung und Überforderung hervorragende Arbeit leistet, dass man ihnen vertrauen kann, weil sie mehr als nur gewissenhaft alles für ihre Patienten tun. Sie sind auch nach überlangen Arbeitstagen zu hoher Konzentration fähig. Auch wenn es ihnen nicht gut geht, sind sie in ihrem Denken nicht eingeschränkt und fähig, in Krisensituationen schnell und genau zu arbeiten. Hier zeigt sich sehr deutlich, wie falsch das heutige Bild von depressiven Menschen ist und dass es falsch ist, die Depression pauschal als eine psychische Krankheit zu betrachten.

Latent depressive Ärzte verhalten sich nicht anders als alle anderen depressiven Menschen. Sie tun alles, damit niemand etwas davon erfährt. Sie geben sich souverän in ihrem Auftreten, strahlen eine gewisse Distanziertheit und Autorität aus, sodass kaum jemand auf den Gedanken kommt, auch Ärztinnen und Ärzte könnten depressiv sein. Niemand ahnt etwas von ihren Zweifeln, ihrer inneren Leere und ihrer eigenen Verunsicherung. Sie tragen Verantwortung und haben in ihrem bisherigen Leben gezeigt, zu was sie fähig sind: Abitur, Studium, Facharztausbildung, Promotion. Nur manchmal kommt ihnen vielleicht der Gedanke, das mit ihnen etwas nicht stimmt, dass sie Gefahr laufen, manifest depressiv zu werden. Aber solche Gedanken werden in der Regel verworfen. Sie wissen, welche Folgen es haben kann, depressiv zu sein oder nur schon als depressiv zu gelten. Sie möchten nicht schief angeschaut werden und mit all den Vorurteilen konfrontiert werden, die Depressive in unserer Gesellschaft erfahren. Wer würde noch zu einem solchen Arzt, einer solchen Ärztin gehen? Wer würde ihnen vertrauen? Wer würde sie ernst nehmen und auf ihre Diagnosen bauen? Man würde ihnen vielleicht gerade noch attestieren, besonders einfühlsam und engagiert zu sein, ihnen aber misstrauen, wenn es um die Bewältigung komplizierter Fälle geht.

Die Rolle der souveränen Ärztin, des souveränen Arztes zu spielen ist anstrengend und macht müde. So gehen sie ihrer Arbeit nach, engagiert wie immer, aber auch mit immer mehr Routine und mit immer größerer Distanz zu den Patienten. Die Mauer um sie herum wächst und der empathische Zugang zum Patienten ist ihnen verbaut. Diesen Weg zu gehen ist für sie immer noch einfacher als sich mit sich selbst auseinanderzusetzen und sich ehrlich und aufrichtig zu begegnen. Sie dürfen sich den Vorurteilen ihrer Patienten und der Öffentlichkeit nicht ausliefern.

Die Verantwortung, die der Arzt oder die Ärztin trägt, ist groß, die Anforderungen sind riesig und die Erwartungen, die an sie von allen Seiten gestellt werden, kaum zu erfüllen. Ärzte müssen funktionieren und dürfen sich keine Blöße und keine Schwäche erlauben. Sich einzugestehen, depressiv zu sein, können sich nur die wenigsten leisten. Wer ein solches Arbeitspensum zu bewältigen hat, muss physisch und psychisch robust und gesund sein. Deshalb ist es fast nicht möglich, sich selbst als depressiv und psychisch krank zu diagnostizieren. Viele wissen natürlich, dass sie häufig kräftemäßig an ihre Grenzen stoßen, sich zusammenreißen müssen, um nicht zu impulsiv zu reagieren, oder eine falsche Diagnose zu stellen. Aber sind sie deswegen krank und noch dazu psychisch krank? Sicher nicht. Gestresst und erschöpft darf man sein, darüber kann man klagen und es anderen auch immer wieder sagen, aber nicht psychisch krank.

Doch auch jene Ärzte und Ärztinnen, die keine depressive Entwicklung durchgemacht haben und nicht depressiv sind, wohl aber aufgrund von Stress und Überbelastung an einem emotionalen Belastungszustand leiden, sind ebenso wenig psychisch krank. Als krank muss man sie erst dann bezeichnen, wenn das Leiden so intensiv ist, dass sie ihre berufliche Tätigkeit ohne Medikamente nicht mehr ausüben oder wenn sie merken, dass sie die Verantwortung für ihr ärztliches Handeln nicht mehr übernehmen können.

Depressive Menschen sind, auch wenn sie gefordert und überfordert sind, stark und ausdauernd. Wenn ein Arzt mit einer depressiven Entwicklung vor sich selbst zu seinem Zustand steht, dann könnte er gegenüber den Patienten von seiner Erfahrung als Arzt sprechen. Er könnte glaubhaft und überzeugt darlegen, dass depressive Menschen stark sind, sich engagieren und Verantwortung übernehmen und sehr wohl klar denken können. Und er könnte darauf hinweisen, dass die Entwicklung hin zu depressiven Zuständen keine krankhafte, sondern eine durchaus normale Reaktion ist. Damit würde er Betroffene entlasten.

Wer könnte sie besser verstehen und für sie einstehen als die Ärzte selbst, die wissen, wie schwierig oder fast unmöglich es ist, von sich und seinen Zuständen zu sprechen. Sie erfahren am eigenen Leib, wie viel Angst mit dem Gedanken verbunden ist, dass die anderen, die KollegInnen und PatientInnen, etwas davon mitbekommen könnten, wie es in ihnen selbst aussieht, oder dass sie dabei ertappt würden, dass sie heimlich Antidepressiva schlucken. Eigentlich erfahren sie doch an sich selbst, wie sehr depressive Menschen leiden, wie sehr sie sich zusammenreißen und trotz Ängsten und Unsicherheiten Großartiges leisten. Sie wissen, was es bedeutet, als depressiv abgestempelt zu werden in einer Gesellschaft, in der Betroffene als krank und unzurechnungsfähig gelten und sich mit ihrem Leiden verstecken müssen. Sie erfahren täglich, wie viel Kraft ein solches Leben kostet und mit wie viel Einsamkeit es verbunden ist.

Kaum eine Berufsgruppe ist so unmittelbar mit depressivem Leben und Leiden konfrontiert. Aber selbst depressiv zu sein, sich als depressiv zu bezeichnen, ist für die meisten Ärztinnen und Ärzte unmöglich. Diese Spannung auszuhalten, selbst depressiv zu sein, das nicht sehen wollen und ständig mit Depressiven zu tun zu haben, wird für die meisten zu einer massiven Überforderung und führt zu der Frage, ob im Lauf der Zeit nicht auch die Qualität der Arbeit darunter leidet.

Im Folgenden geht es um die Ergebnisse einer Untersuchung

von Lina Rotenstein und Kollegen im »The Journal of the American Medical Association« vom 6. Dezember 2016, die nochmals aufzeigt, wie wichtig es für Ärzt:innen wäre, sich ernsthaft mit dem eigenen physischen und psychischen Zustand auseinanderzusetzen und dabei die Frage nach einer möglichen Depression nicht auszuklammern. Die Studie trägt den Titel: »Prevalence of Depression, Depressive Symptoms and Suicidal Ideation Among Medical Students«. Sie zeigt, dass allein die Faktoren Stress und berufliche Überbelastung nicht ausreichen, die höhere Depressionsrate bei Ärzt:innen zu erklären. Es wird auch auf die Gefahren hingewiesen, die bei länger andauernden depressiven Zuständen bezüglich der Qualität ärztlicher Tätigkeit bestehen, was allerdings nichts Neues ist, wenn man sich den Zustand der prämanifesten und manifesten Depression vergegenwärtigt. Die Ergebnisse dieser Studie sollten also die betroffenen Ärzt:innen hellhörig werden lassen, sie aufrütteln und ihnen helfen, ihr eigenes Erleben und Empfinden ernster zu nehmen und sich weniger darüber hinwegzusetzen. Depressiv sind eben nicht nur die Patient:innen. Depressiv zu sein ist keine Schande und auch kein Versagen, weder für die Ärzt:innen noch für ihre Patient:innen. Laut der Studie sind über 27 Prozent aller Medizinstudenten depressiv oder leiden gelegentlich an depressiven Symptomen. Das ändert sich auch im Lauf ihres Studiums nicht, und der Anteil liegt damit deutlich über dem der übrigen Bevölkerung. Die Forscher der Harvard Medical School haben dazu Daten aus 47 Ländern mit insgesamt 130.000 Studierenden ausgewertet. Und auch für die Zukunft der Mediziner sieht es nicht besser aus, denn mit zunehmender Qualifikation werde die mentale Gesundheit der Mediziner nicht besser, im Gegenteil: Fast 29 Prozent der Assistenzärzte seien ebenfalls depressiv, so die Autoren der Studie.

Wichtig erscheint mir auch der Hinweis, dass der hohe Anteil an Depressionen sich nicht nur negativ auf die Gesundheit der Mediziner auswirkt, sondern vermutlich auch die Qualität der Versorgung beeinträchtigt.

Ich bin überzeugt, dass die Gründe für depressive Zustände tiefer liegen, als sie hier benannt werden. Auffällig ist die hohe Prozentzahl der Betroffenen. Ich weiß nicht, wie hoch der Anteil in anderen Studienrichtungen ist, die nicht weniger schwierig und belastend sind als das Studium der Medizin. Man könnte auch sagen, dass die Zahl der Depressiven in dieser Studie zu hoch angesetzt ist, weil nicht klar ist, mit welcher Diagnose von Depression gearbeitet wurde. Aber es bleibt auffällig, dass die Zahl über das Studium hinaus konstant hoch bleibt, obwohl sich die Umstände ändern und Prüfungsängste zum Beispiel wegfallen, die Ärzt:innen mit einem erfolgreichen Studienabschluss belohnt wurden und nun die Tätigkeit ausüben können, derentwillen sie den ganzen Studienstress auf sich genommen haben. Der Umstand, dass es ihnen mit Zunahme ihrer Erfahrung, mit Erfolgserlebnissen, veränderten Umständen und veränderten Rollen nicht besser geht, deutet auf eine entsprechende *Vorgeschichte* hin. Wie auch immer ihr Umfeld ist, die Zahl der Betroffenen wird nicht kleiner, was für eine bereits vorhandene depressive Entwicklung spricht. Ich möchte an dieser Stelle einflechten, was ich bereits über die emotionalen Belastungszustände und Depression geschrieben habe: EBZ sind Reaktionen auf belastende Umstände, die Menschen überfordern und erschöpfen. Diese leiden an den äußeren Umständen, Depressive leiden an sich. Depressive sind aufgrund ihrer Verhaltensweisen, die sie im Kindesalter gelernt haben, gestresst. Mit anderen Worten: Etwa ein Viertel bis ein Drittel der Ärztinnen und Ärzte sind wahrscheinlich depressiv. Und diese Depressionsneigung wirkt sich auf ihren Umgang mit depressiven Patienten aus.

In den Ausführungen zu meiner Theorie zu Depression habe ich mehrmals angemerkt, dass sich depressive Muster wie etwa, sich nicht ernst zu nehmen, nicht auf sich und seinen Körper zu hören, physische und psychische Grenzen nicht wahrzunehmen und immer weiterzumachen, im Lauf der Jahre verfestigt haben und Teil der Persönlichkeit geworden sind. Bei Ärzten werden gerade diese Eigenschaften hoch gehandelt, was es ihnen noch schwerer macht, zur eigenen Depression zu stehen. »Tag und Nacht sind sie im Einsatz, zu jeder Zeit sind sie zur Stelle, nichts ist ihnen zu viel«, hört man Patienten öfter bewundernd sagen. Aber die depressiven Muster sind stärker und prägender als die äußeren Umstände. Sie werden weder durch Erfolgs- noch durch Misserfolgserlebnisse verändert. Auch gegenüber beruflichen Veränderungen sind sie resistent. Sie sind fest im Arbeits- und Lebensstil und der Persönlichkeit der Betroffenen verankert. Auch deshalb bin ich mir sicher, dass in der Untersuchung vorwiegend von wirklich depressiven Menschen die Rede ist.

Ich bin überzeugt, dass sehr viele Ärztinnen und Ärzte zu sich stehen und sich mit sich versöhnen müssten, damit sie und mit ihnen ihre Fachgesellschaften in der Lage sind, sich mit dem Thema Depression ernsthafter auseinanderzusetzen und zu einem anderen Depressionsverständnis kommen. Sie müssen bei sich selbst ansetzen, damit sie der Depression ein anderes Gesicht geben und einen anderen, *besseren* Umgang mit depressiven Patienten finden können.

12. Abschließendes Plädoyer für ein neues Depressionsverständnis

Endlich bei sich selbst ankommen

Mit dem neuen Verständnis wird ein klares, eindeutig abgrenzbares und unverwechselbares Bild von Depression geschaffen. Die Betroffenen werden auf diese Weise von Vorurteilen, Misstrauen und Abwertungen befreit, sie erleiden weniger Demütigung, Stigmatisierung und Diskriminierung, bekommen die Chance, ihr Leben so zu leben, wie sie es möchten und sich so zu geben, wie sie sich fühlen, wie sie sind.

Depressiven Menschen werden Würde und Handlungsfähigkeit zurückgegeben und sie werden nicht länger auf die negativen Aspekte der Depression reduziert. Ein neues, erweitertes und ganzheitliches Depressionsverständnis kann dazu beitragen, die Depression vom Tabu zu befreien und depressive Menschen zu rehabilitieren. Nicht zuletzt befreit ein neues Verständnis der Depression viele Menschen von einer unnötigen und verletzenden Pathologisierung ihres Zustandes und der Ausgrenzung aus der Gesellschaft, was ihnen des Weiteren in der medialen Betrachtung einen anderen Platz zuweist.

Zudem ist diese neue Betrachtungsweise für Betroffene wie Außenstehende nachvollziehbar: Depressive Menschen erkennen sich in der Schilderung der depressiven Muster, vollziehen ihre Entwicklung bis zur erwachsenen Persönlichkeit nach und lernen sich zu verstehen, was einer Befreiung und Erlösung gleichkommt. Sich selbst fremd und unheimlich zu sein, ist für Betroffene wie ein Albtraum. Deshalb kann man das Verstehen von dem, was früher einmal war und immer noch von Bedeutung ist, nicht hoch genug einschätzen. Erst mit dem Verstehen wird es möglich, sich auch anzunehmen und mit sich selbst auszusöhnen. Die Entdeckung, nicht anders, nicht krank, sondern ganz »normal« zu sein, ist für die meisten ein unglaubliches Erlebnis, und viele empfinden es wie ein Geschenk.

Mir war es wichtig, in diesem Buch zu zeigen, dass man depressives Fühlen, Denken und Handeln verstehen kann, es gibt eine Sprache dafür und Erklärungen, die einleuchten, die logisch und nachvollziehbar sind. Mit dem neuen Wissen und dem neuen Verständnis bekommen Depressive einen anderen Bezug zum Leben und zu ihren Mitmenschen. Sich nicht mehr falsch und krank zu fühlen, ermöglicht mehr Freiheit, gibt mehr Sicherheit und Selbstvertrauen und erlaubt damit ein anderes Auftreten den Mitmenschen gegenüber.

Wenn es depressiven Menschen nicht gut geht, wissen sie nun, weshalb das so ist und können es einordnen. Sie wissen auch, dass es einen Weg gibt, wie sie das ändern können. Sie sind den negativen Gedanken und den Gefühlen, die auf ihnen lasten, nicht mehr hilflos ausgeliefert. Sie selbst können etwas tun, sie haben es in der Hand, ein gutes, zufriedenes und selbstbestimmtes Leben zu führen. Wer sich kennt, wer sich versteht, kann sich besser annehmen und ist nicht mehr unberechenbar, sondern bei sich zu Hause. Was gibt es Größeres, Befreienderes, als bei sich angekommen zu sein und sich wohlzufühlen? Je früher dieses Erkennen möglich ist, umso mehr Leid kann Betroffenen erspart werden, können sie die neuen Erkenntnisse und Erfahrungen in ihr Selbstbild integrieren und in ihrem Leben umsetzen.

»Jetzt verstehe ich mich endlich. Jetzt weiß ich endlich, warum ich mich häufig so elend fühle.« »Ich habe schon viel über dieses Thema gelesen. Aber noch nie habe ich so gut verstanden, was die Depression ist und wie depressive Menschen denken und empfinden.« »Noch nie habe ich mich und mein inneres Erleben so gut erläutert und verstanden gefühlt wie in Ihren Ausführungen. Dafür bin ich Ihnen sehr dankbar!« Das sind einige von vielen Rückmeldungen auf meine Bücher, die ich zum Thema Depression geschrieben habe. Nicht krank zu sein ist Balsam für die Seele und gibt den Betroffenen Kraft für ein neues, selbstbewusstes und befreites Leben.

Viele Menschen, die chronisch krank sind und unter ständigen Schmerzen und verschiedensten Einschränkungen leiden, führen trotzdem ein zufriedenes Leben, das nicht weniger sinn- und wertvoll ist als das Gesunder. Als psychisch krank zu gelten und nicht krank zu sein, ist aber noch etwas anderes. Wenn man jemanden als so betroffen bloßstellt, ob er oder sie es nun wirklich ist oder nicht, sind es die darauffolgenden ungerechten Unterstellungen, Beleidigungen und Demütigungen, die besonders wehtun und kränken. Denn immer noch sehen viele Menschen in psychisch Kranken eine Bedrohung, vor denen sie Angst haben und die sie für unberechenbar halten. Der Depression das Unheimliche zu nehmen heißt, depressive Menschen zu entlasten und sie aus der Ecke der Andersartigkeit und Fremdheit herauszuholen.

Warum sich der Blick auf depressive Menschen ändern muss

Mit einem neuen Depressionsverständnis besteht für Betroffene die Chance, von Stigmatisierung und Abwertung befreit zu werden. Das bedeutet, dass man angstfreier und spontaner auf sie zugeht und ihnen mit dem gleichen Respekt und der gleichen Wertschätzung begegnet wie anderen. Das wird dann erreicht sein, wenn die Zuschreibungen von »nicht belastbar«, »lebensuntauglich« bis »aggressiv« und »unzurechnungsfähig« mehr und mehr verschwinden. Wenn andere Themen und Erklärungen depressiven Verhaltens Zugang finden in der Medizin, können auch die Medien anders darüber berichten. Das eröffnet einen anderen Blick auf Betroffene und gewichtet bisherige Themen und Zuschreibungen neu. Es sind die Ärztinnen und Ärzte, die aufgerufen sind, anders, umfassender und treffender über Depression zu informieren. Das würde Depressiven Mut machen, mehr aus sich herauszugehen und damit mehr von sich zu zeigen, auch wenn ihnen das anfänglich nur zaghaft und verhalten möglich wäre.

Jedem Arzt, jeder Psychiaterin und allen Psychologen sollte klar sein, dass Betroffene nur unzureichend mit den Symptomen des ICD-10-Katalogs beschrieben werden können, dass jeder Mensch mehr als nur eine Seite hat und jeder problematischen Eigenschaft eine positive Eigenschaft gegenübersteht. Bei jedem Menschen lassen sich gute Seiten finden. Es ist verständlich, dass bei einem Gutachten, bei dem es zum Beispiel um Arbeitsfähigkeit oder Versicherungsfragen geht, die eher schwierigen und gesundheitsgefährdenden Aspekte im Vordergrund stehen müssen, weil diese für die Fragestellung relevant sind. Der Punkt ist nur, dass es diese Seiten sind, die dann oft im Gedächtnis der Betroffenen hängen bleiben. Gutachten beschreiben einen Menschen oft so, als würde es die übrigen Seiten an ihm nicht geben. Alles, was das bestehende Bild ergänzen oder relativieren könnte, existiert hier nicht. Die den Gutachten und Berichten zugrundeliegende Auffassung von Depression trägt dazu bei, dass sich Vorurteile und Einstellungen der Gesellschaft Depressiven gegenüber verhärtet haben. Die Medien übernehmen die Sicht der Mediziner, weil für sie die Depression zu deren Kern- und Kompetenzgebiet gehört. Der depressive Mensch wird reduziert auf das, was ihm Schwierigkeiten bereitet und was ihm das Leben erschwert. Alle anderen Aspekte, die diese relativeren oder in ein Ganzes einordnen könnten, werden ausgeblendet. Dass ein Mensch, der belastet ist, dennoch höchst klar und analytisch denken und entscheiden kann, wird nicht gesehen. Dass er an einem Problem dranbleiben kann, bis er eine Lösung gefunden hat und in diesem Prozess seine Sorgen auch ausklammern kann, findet kein Gehör.

An keiner Stelle wird darauf hingewiesen, wie kreativ und erfolgreich depressive Menschen sein können, obwohl sie bescheiden und ruhig auftreten und nicht wollen, dass man großes Gewese um sie macht. Sie scheuen das Rampenlicht, machen lieber ihre Arbeit und wollen in Ruhe gelassen werden. Sie engagieren sich und tun alles für andere. Wer so viel leistet, so für andere da ist, kann nicht krank sein und verdient es, entsprechend respektiert und behandelt zu werden.

Neue Werte braucht das Land

Im ersten Kapitel ging es um die Werte in einer Gesellschaft und dass heute Leistung, Aussehen, Jugendlichkeit und Sportlichkeit besonders geschätzt und bewundert werden. Menschen, die in diesen Kategorien nicht besonders brillieren, geraten daher schnell ins Abseits. Leider sind Werte wie diese heute absolut geworden, das heißt, man muss ihnen nachkommen, wenn man jemand sein und dazugehören will. Es sind Kriterien, nach denen Menschen im Beruflichen wie im Privaten beurteilt werden. Wer ihnen nicht genügt, hat oft wenig zu sagen, hat keine Bedeutung und wird übersehen oder sogar ausgegrenzt.

Selbt wenn Werte absolut und ultimativ gesetzt werden, bedeutet das nicht, dass man sie einfach so übernehmen *muss*. Jeder und jede Einzelne ist frei zu entscheiden, ob er oder sie sie übernehmen will oder nicht und kann für sich daraus die entsprechenden Schlussfolgerungen ziehen. Jeder sollte sein Leben so leben, wie es für ihn stimmt und seinen Vorstellungen entspricht, mit Rücksicht auf seine Mitmenschen und im Rahmen der gesellschaftlichen Ordnung. Ein solches Leben macht frei und zufrieden. Es beinhaltet ein bewusstes Geben und Nehmen sowie ein Nachgeben und bedeutet auch, dass man Grenzen respektiert. Demut und Dankbarkeit sind Werte, die ein großes Maß an Zufriedenheit vermitteln können, sowie ein Lebensgefühl, das hilft, nicht nur sich, sondern auch andere zu sehen, ihnen Zufriedenheit zu gönnen und Freude zu haben, wenn es ihnen gut geht. Nicht Rivalität und Missgunst sollten die sozialen Beziehungen in einer Gesellschaft prägen, sondern Dankbarkeit und Wohlwollen. Sie sind es, die den Menschen und ihrem Zusammenleben Lebensqualität schenken. Dem anderen wohlwollen, ihm oder ihr Gutes wünschen, schafft einen Geist der Zusammengehörigkeit.

Wir sind keine Engel, aber jeder ist auf seine Art einmalig und es wert, respektiert und angenommen zu werden, wie er ist. Jeder hat das Recht, nicht nur auf seine Schwächen reduziert zu werden, sondern in seiner Ganzheit und Einmaligkeit wahrgenommen und entsprechend behandelt zu werden. Alle Menschen sind auf ihre Art wichtig und wertvoll für die Gemeinschaft. Es zählen nicht nur Werte wie Leistung, Erfolg und Reichtum. Wichtiger sind Toleranz, Achtung, Vertrauen, Verständnis, Wohlwollen, Hilfsbereitschaft, Dankbarkeit, Großzügigkeit, Zuverlässigkeit, Offenheit, Demut und Bescheidenheit. Es sind dies nicht einfach idealistische Werte, denn sie sind umsetzbar und wirksam. Es gibt viele Haltungen, die das Zusammenleben bereichern und erfüllen. Auch Leistung, Erfolg und Karriere können für einen Menschen wert- und sinnvoll sein, sie sind aber nachhaltiger, wenn sie eingebunden sind in andere Werte: Bescheidenheit, Demut und Dankbarkeit vertragen sich sehr wohl mit Leistungsdenken und einer erfolgreichen Karriere – das eine schließt das andere nicht aus.

Ich bin überzeugt, dass es den Menschen in der Gesellschaft eines Landes und in der Welt besser geht, wenn nicht Egoismus, Rivalität und Neid das Miteinander bestimmen. Machtstreben und Intoleranz schaffen Ungerechtigkeit und Verletzungen. Der Mensch muss wieder vermehrt im Zentrum stehen; um ihn muss es zuallererst gehen, um seine Würde und um gegenseitigen Respekt.

Im Mittelpunkt stehen dabei Zuverlässigkeit und Vertrauen – im Großen wie im Kleinen. Gegenseitige Achtung und Loyalität sollten wieder einen höheren Stellenwert gegenüber Steigerung des Umsatzes und Gewinnmaximierung haben.

Solidarität, Loyalität, »Wir« und »Zusammen«, »Gemeinsam« und »Füreinander« sollten im Vordergrund stehen. Das schließt Konkurrenz, Leistung und Erfolg nicht aus. Je mehr Menschen zusammenhalten und füreinander einstehen, desto zufriedener und erfolgreicher sind sie. Es braucht Führungskräfte, die sich für ihre Mitarbeitenden verantwortlich fühlen und nicht primär für die Bilanzen und die Börse. Minderheiten sollen genauso wahrgenommen und behandelt werden wie alle anderen.

Neue »alte« Werte verändern das Zusammenleben der Menschen, schaffen einen erweiterten Zugang zu Würde und Sinn. Humane Werte würden vieles verändern und Menschen einen anderen Platz geben, die eher am Rand der Gesellschaft leben. Hochgepriesene, trendige Werte würden ihren Platz abgeben müssen und Haltungen wie Treue, Verantwortung und Respekt könnten wieder zum Tragen kommen. Menschen, die sich zurückgezogen haben und schweigen, bekämen mehr Platz und mehr Gewicht – und das sind nicht zuletzt Depressive.

Alles, was zu mehr Lebensqualität, Wertschätzung und Zufriedenheit aller Menschen beiträgt, sollte unterstützt und gefördert werden. Das »Hohelied der Leistung und des Fortschritts« muss der Frage untergeordnet werden, was es dem Einzelnen an Zufriedenheit und Lebensqualität und der Gesellschaft an Menschlichkeit bringt.

Der Blick auf den ganzen Menschen zählt

Solange die gegenwärtige Diagnose nicht verändert und ergänzt wird, solange wird sich auch die Behandlung von depressiven Menschen nicht verbessern. Die heutige Diagnostik in diesem Bereich lenkt die Aufmerksamkeit des Arztes notgedrungen auf die Symptome und erschwert so eine ganzheitliche Sicht auf den Patienten. Die im ICD-10-Katatlog aufgeführten Symptome verleiten dazu, schnell und überall Bestätigungen für eine Depression zu finden. Sie sind selten zu übersehen, verdecken aber die Sicht auf die depressiven Muster, auf das, was eine Depression wirklich ausmacht.

Vom depressiven Menschen auszugehen und nicht von einer Krankheit mit ihren Symptomen, den Menschen ins Zentrum zu stellen und damit zuerst ihm und dann den Symptomkriterien gerecht zu werden, sind Schritte in Richtung eines neuen Zuganges zur Depression und eines neuen Umgangs mit depressiven Patienten.

Die Mehrzahl der latent depressiven Menschen leidet unter den Einschränkungen von Lebensqualität, sind und fühlen sich jedoch nicht psychisch krank. Bestätigt zu bekommen, dass sie es auch tatsächlich nicht sind, wäre für viele erlösend und das wirksamste Medikament gegen ihre Ängste und Befürchtungen. Das aber bedingt, von den Mustern auszugehen und nicht von den Symptomen. Die Symptome scheinen so überzeugend und eindeutig, dass man Gefahr läuft, die Diagnose allein darauf zu stützen.

Medizin und Ärzteschaft brauchen ein anderes und positiveres Bild von Depression. Das ergäbe sich, wenn man das Verstehen der betroffenen Menschen als wesentlich betrachtet. Was wiederum bedeutet, dass Ärztinnen und Ärzte ihre Sichtweise auf die Patienten verändern müssten. Für sie ergibt sich dann ein ganz anderes Ein- und Zugehen, wenn sie den Blick auf den Menschen hin öffnen und die Ungeduld des Patienten nicht übernehmen, indem sie meinen, die Depression sofort als solche erkennen zu müssen. Der zu schnelle Blick auf die Symptome und die Depression verbaut die Sicht auf den *ganzen Menschen.*

Differenziert und fair: Eine neue Betrachtungsweise in den Medien

Presse und soziale Medien als Transporteure von Informationen, auch in Bezug auf Depression, werden auch heute noch hauptsächlich von der medizinisch-psychiatrischen Seite genährt und geprägt. Sie wären sicher bereit, darüber zu informieren, wenn neue Akzente gesetzt würden. Sicher haben die meisten Medienschaffenden Kontakt zu depressiven Menschen und sicher gibt es einige von ihnen, die selbst erfahren haben, was es bedeutet, wirklich depressiv zu sein. Es ginge darum, Menschen die Angst vor der Depression zu nehmen. Angst zu verbreiten, hat dagegen wenig mit Aufklärung zu tun, selbst wenn man sich auf Informationen aus der Medizin beruft. Es ginge zudem darum aufzuzeigen, wie viele positive Eigenschaften depressive Menschen in sich vereinen. Ein weiterer wichtiger Aspekt wäre die Information, dass man der Depression nicht ausgeliefert ist, weil man nicht plötzlich »aus heiterem Himmel« depressiv wird, und dass, wer depressiv wird, es nicht bleiben muss. Es könnte darauf hingewiesen werden, wie viele kluge Köpfe depressiv sind oder es einmal waren.

Man müsste weiter darauf hinweisen, dass viele Menschen depressiv sind, ohne es zu merken, und es daher wichtig ist, vermehrt von diesen depressiven Menschen zu berichten, die nicht die üblichen ICD-10-Symptome zeigen. Menschen, die nicht wissen, was mit ihnen los ist, die für ihren Zustand keinen Namen haben, sind erleichtert, wenn man ihnen aufzeigt, dass es Wege gibt, wie sie aus dieser Situation wieder herausfinden und damit verhindern können, dass ihr Leben immer weiter und stärker von der Erschöpfung und den manifesten depressiven Symptomen beherrscht wird.

Wichtig wäre, um das noch einmal zu betonen, darauf hinzuweisen, dass die Depression nicht an sich eine Krankheit ist, und aufzuzeigen, was geschieht, wenn sie in einen krankhaften Zustand wechselt. Das wäre für viele Betroffene einfach zu verstehen und enorm entlastend, wenn mit der Diagnose Depression nicht immer das Angstmachende und Krankhafte im Vordergrund stünde, sondern ein umfassendes Bild des depressiven Menschen gezeichnet würde. Damit würde auch der Stigmatisierung und Ausgrenzung etwas entgegengestellt.

Ein weiterer Aspekt ist, darauf hinzuweisen, dass depressive Menschen Seiten haben, die sie zu angenehmen und wertvollen Kollegen und Freunden machen und zu Mitarbeitern, die hoch angesehen und geschätzt sind. Es wäre wichtig, dass Betroffene die Bestätigung erhalten, nicht anders als alle anderen zu sein.

Schlusswort

Meine Therapieerfahrungen mit depressiven Menschen über mehr als vier Jahrzehnte

Während fünfundvierzig Jahren bin ich psychotherapeutisch tätig gewesen. Und es waren vor allem depressive Menschen, die bei mir Hilfe suchten, sodass ich mich immer intensiver mit dem Leben und der Persönlichkeit Betroffener und mit dem Thema Depression zu beschäftigen begann. Ich hätte mich sicher nicht über mehr als vierzig Jahre so intensiv mit einem Thema beschäftigt, wenn ich es dabei nicht mit hochinteressanten und liebenswerten Menschen zu tun gehabt hätte. Die Depression allein als »Krankheit« hätte es nicht geschafft, mich so lange am gleichen Thema zu halten, wenn es nicht um Menschen gegangen wäre, die mit ihrer liebenswürdigen Art, mit ihrer Kreativität und ihrer Persönlichkeit jede Begegnung zu einem Erlebnis und einem persönlichen Gewinn werden ließen. Meine Begegnungen mit diesen Klientinnen und Klienten haben mich manchmal auch traurig und wehmütig gemacht, weil so wenige Menschen wie ich ihre positiven und wertvollen Seiten kennenlernen dürfen. Die herrschende Meinung über Depression verhindert zu häufig einen vorurteilsfreien, offenen und auch spontanen Kontakt. Schon deshalb ist mein Wunsch nach einer Erweiterung der Depressionsdiagnose so stark. Denn nur ein anderes Bild, auch vermittelt von denen, die professionell mit depressiven Menschen arbeiten, kann etwas an dieser Situation ändern.

Ich sah, wie diese Menschen litten – meist schon jahrelang –, bis sie sich zu einer Therapie entschließen konnten. Und es war vor allem der Umstand, dass es ihnen nicht gut ging und sie nicht verstanden, was eigentlich los war mit ihnen, der sie so lange zögern ließ, sich fachlichen Rat einzuholen. Sie brachten vieles einfach nicht zusammen: Alles, was sie über die Depression wussten, schien nichts mit ihnen zu tun zu haben. Sie funktionierten ja. Die Symptome, die man mit der Depression verband, fanden sie nicht immer in ihrem eigenen Verhalten wieder. Natürlich sahen sie Ähnlichkeiten, konnten bei vielem sagen, dass sie das auch kannten, aber sich im Spiegel so zu sehen und sich dann als depressiv zu bezeichnen, gelang nicht, obwohl sie meist von ihren Angehörigen darauf gestoßen wurden, dass sie depressiv seien und unbedingt einer Behandlung bedürften. Oft war ihre Antwort darauf, doch nicht »zu spinnen«, nicht »verrückt« zu sein, sondern normal. Das erlebte ich vor allem bei Männern. Frauen gingen in der Regel mit sich offener und ehrlicher um. Sie verstanden aber dennoch nicht, weshalb ungute und schwere Gedanken und Gefühle immer stärker wurden, sie immer mehr bedrängten und ihr ganzes Fühlen und Denken beeinflussten, obwohl sie doch alles taten, was ihnen hätte helfen sollen.

All das habe ich in den Jahren meiner Praxis erfahren und zu hören bekommen. Häufig war es große Verzweiflung, die sie trieb, und immer wieder das Unverständnis: »Warum geht es mir nicht besser, weshalb gelingt es mir nicht, diesem Kreisen und Bewegen im Dunklen und um Belastendes zu entkommen?« Meine Patienten wollten leben, frei sein, aber es gelang ihnen nicht.

Viele von ihnen waren in ärztlicher Behandlung, wurden medikamentös therapiert und fühlten sich häufig von ihren Therapeuten nicht verstanden. Vielfach waren es schon Jahre, dass sie zu ihnen pilgerten, ohne dass sich etwas verändert hätte, aber die Behandlung abzubrechen, trauten sie sich auch nicht. »Wahrscheinlich wäre es mir ohne Arzt und ohne Medikamente noch schlechter gegangen als jetzt«, war ihre Antwort auf die Frage, weshalb sie so lange geblieben waren, obwohl sie spürten, dass es so für sie nicht stimmt und es ihnen nichts bringt. Immer stand im Vordergrund, dass sie nicht verstehen konnten, was mit ihnen geschah, und dass sie sich nicht von diesem Diffusen und Unbekannten in ihrem Wesen befreien konnten. Das Leben war für sie schwer auszuhalten, nahm ihnen Sicherheit und den Glauben an ein gutes Leben.

Ich verstand zunehmend besser ihre Ungeduld und ihr schwindendes Selbstvertrauen, weil das, was hinter all dem steckte, für sie kaum fassbar war. Auch für mich war es nicht einfach, dahinter eine Logik zu entdecken. Dass ich mit so vielen Menschen in den Therapien zu tun hatte, half mir mit der Zeit, immer mehr Zusammenhänge zu erkennen, wiederkehrende Verhaltensweisen einordnen und damit ein Bild zeichnen zu können, wie ich es in diesem Buch tue. So bin ich Schritt für Schritt zu meinem Depressionsverständnis gekommen und machte dabei die wiederkehrende Erfahrung, dass depressives Leben in den allerwenigsten Fällen mit der von der Psychiatrie beschriebenen Depression zu tun hat, wie auch ich es in meiner Studienzeit vermittelt bekam.

Was mir mit der Zeit immer bewusster wurde, war die Einsicht, dass ein Leiden, das keinen Namen hat, unerträglich ist, weil es ohne Namen auch kein Gesicht bekommt. Dem Unfassbaren ausgesetzt zu sein, zu leiden, ohne zu wissen, weshalb und wohin das führen wird, macht einsam und hilflos. Ohnmacht bedeutet auch Ausgeliefertsein, und das wiederum macht Angst, zieht einem den Boden unter den Füßen weg. Betroffene sind häufig über Jahrzehnte allein mit sich und ihrem Leiden, fühlen sich nicht beheimatet in dieser Welt, nicht getragen von den Nächsten und nicht unterstützt von der Gesellschaft.

Depression ist ein Leiden in Einsamkeit und Angst. Mit meinem über Jahre erworbenen Depressionsverständnis gelang es mir, dem Leiden einen Namen zu geben und den Betroffenen verständlich zu machen, dass ihr Verhalten normal, dass ihr Leben nicht Ausdruck einer Krankheit ist, dass sie nicht »spinnen« oder »verrückt« sind, sondern dass das sehr wohl nachvollziehbar ist, was sie erleben. Das zu hören, bot ihnen Trost, auch weil sie sich so selbst verstehen konnten, aber auch, dass viele andere Ähnliches erleben und dass depressiv zu sein nicht bedeutet, krank zu sein. Das hörten sie in der Therapie, wohingegen sie in ihrem sonstigen Umfeld etwas anderes über ihren Zustand erfuhren. Für viele war das nur schwer auszuhalten und verursachte ihnen viele schlaflose Nächte, zudem Zweifel, Misstrauen und Irritationen.

Während all der Jahre war das Gemeinsame der Menschen, die in meine Praxis kamen, dass das Leiden an der Namenlosigkeit, das Gefangensein im Gefühl der Bedrohung sich nicht veränderte, ebenso das Leiden am eigenen Fremdsein und ihr Rückzug auf sich selbst sowie daran, dass sie sich selbst nicht verstehen konnten. Der Schritt in eine Therapie ist nach wie vor nicht einfach und doch unternehmen ihn inzwischen auch immer mehr Männer. Zuletzt machten sie über die Hälfte meiner Klienten aus und wiederum über die Hälfte von ihnen standen in verantwortungsvollen Berufen. Ob das für alle Therapeuten gilt, weiß ich nicht. Ich habe das auch als Bestätigung meiner Arbeit betrachtet und war dankbar. Was in all den Jahren gleichgeblieben ist, ist ihre Furcht, ertappt zu werden bei ihrem Therapiebesuch, und die Angst, was passieren würde, wenn etwas davon an die Öffentlichkeit dringen würde. Die Sorge, Ruf und Ansehen zu verlieren, war riesig, ebenso die Ohnmacht und die Angst, mit ihrem Leiden nicht mehr allein weiterzukommen.

Die meisten kamen mit der deutlich formulierten Ansage, vorerst nur mal für ein Gespräch vorbeizukommen. Doch bei den allerwenigsten blieb es dabei. Was aber viele nicht ansprechen wollten, waren Überlegungen, die ihr Privat- und Beziehungsleben betrafen. Da spürte ich Hilflosigkeit und Einsamkeit, die hinter der Fassade der tatkräftigen Männer verborgen waren: Hilflosigkeit und »Weichheit« und die angstvolle Gewissheit, diese nicht leben zu können und auch nicht leben zu dürfen. Hier wurde mir bewusst, was ich über die Starrheit der Muster geschrieben habe, die Kraft, die diese im Lauf der

Jahre entwickeln. Ich begegnete Männern, für die Machen und Starksein zum Lebensmotto gehörten, und gleichzeitig sah ich ihre Unfähigkeit, sich aus den depressiven Mustern zu befreien. Sie gehörten zu denen, die die Bilder des erfolgreichen und starken Mannes miterschaffen hatten, und waren deren erste Opfer.

Im Grunde genommen müsste es vielen Depressiven schlechter gehen, wären da nicht das zunehmende Bedürfnis nach Selbstbestimmung, das Ernstnehmen der Eigenverantwortung, das Distanzieren von starren Arbeitsregeln, das Bedürfnis nach Autonomie und der Wunsch nach einem besseren Leben. Eine neue Generation von Betroffenen hat sich auf den Weg gemacht, mit neuen Wertvorstellungen. Dadurch wird der Weg zur fachlichen Hilfe für viele kürzer und ist mit weniger Vorurteilen behaftet. Hilfe anzunehmen ist heute bei allen Vorbehalten nicht mehr nur Ausdruck von Versagen und Schwäche. Auch in der Erziehung wird heute der Selbstbestimmung und Eigenverantwortung der Kinder ein höherer Wert beigemessen, was es ihnen erleichtert, ihre Neigungen und Stärken zu entwickeln und ihren eigenen Weg zu gehen.

Die therapeutische Arbeit ist in all den Jahren anspruchsvoller und fordernder geworden. Ich habe sie nicht zuletzt auch deshalb als befriedigender erfahren, weil ich meine depressiven Klienten immer besser verstanden habe und ihnen immer besser helfen konnte. Ich bin überzeugt, dass meine Sichtweise der Depression richtig und brauchbar ist. Auch die Bücher, die ich zum Thema »Depression« geschrieben habe, trugen dazu bei. Das habe ich von Betroffenen immer wieder bestätigt bekommen, nicht zuletzt durch die zahllosen Anfragen für einen Therapieplatz. Manche nahmen lange Wege auf sich, um zu mir in die Therapie zu kommen.

Ich durfte Menschen begleiten, erfahren und miterleben, wie sie freier, spontaner, selbstsicherer und »frecher« wurden. Meine therapeutische Arbeit hat mir sehr viel an Zufriedenheit gegeben, mich aber auch zunehmend ermüdet. Den Glauben aber, dass sich irgendwann einmal in der Gesellschaft etwas für die Betroffenen zum Besseren wendet, habe ich nicht verloren. Ich bin dankbar, dass ich mit diesem Buch einen kleinen Beitrag dazu leisten kann.

Literatur

Beck, Z.: Depression. Reclam, 2021

Biermann, A.: Rote Karte Depression. Gütersloher Verlagshaus, 2011

Bodenmann, G.: Depression und Partnerschaft. Hintergründe und Hilfen. Hans Huber, 2009

Borst, U.: Leben mit einem depressiven Partner. Ein Ratgeber für Angehörige. Patmos, 2019

Duda, M.: Licht in der Nacht der Seele. Patmos, 2018

Epstein Rosen, L.; Amador, H. F.: Wenn der Mensch, den du liebst, depressiv ist. Wie man Angehörigen oder Freunden hilft. Rowohlt, 2002

Giger-Bütler, J.: »Sie haben es doch gut gemeint«. Depression und Familie. Beltz, 2003

Giger-Bütler, J.: Endlich frei. Schritte aus der Depression. Beltz, 2007

Giger-Bütler, J.: »Jetzt geht es um mich«. Die Depression besiegen – Anleitung zur Selbsthilfe. Beltz, 2010

Giger-Bütler, J.: Depression ist keine Krankheit. Neue Wege, sich selbst zu befreien. Beltz, 2012

Giger-Bütler, J.: »Wir schaffen es«. Leben mit dem depressiven Menschen. Beltz, 2014

Giger-Bütler, J.: Wenn Menschen sterben wollen. Mehr Verständnis für einen selbstbestimmten Weg aus dem Leben. Klett-Cotta, 2018

Görlitz, G.: Selbsthilfe bei Depressionen. Klett-Cotta, 2020

Gstettenbauer, M.: »Meine Depression ist deine Depression«. Ein Buch gegen das Alleinsein. Rowohlt, 2022

Hautzinger, M.: Ratgeber Depression. Information für Betroffene und Angehörige. Hogrefe, 2017

Michalak, J.; Meibert, P; Heidenreich, T.: Achtsamkeit üben. Hilfe bei Stress, Depression, Ängsten und häufigem Grübeln. Hogrefe, 2022

Padberg, T.: Die Depressionsfalle. Wie wir Menschen für krank erklären, statt ihnen zu helfen. S. Fischer, 2021

Röhr, H.-P.: Vom Glück, sich selbst zu lieben. Wege aus Angst und Depression. Patmos, 2020

Schmidbauer, W.: Raubbau an der Seele. Programm einer überforderten Gesellschaft. Oekom, 2017

Williams, B.; Öztekin, K.: Auswege. Depressionen und Angst verstehen und überwinden. Droemer, 2019